METODOLOGIE RIABILITATIVE IN LOGOPEDIA • VOL. 10

Collana a cura di
Carlo Caltagirone
Carmela Razzano
Fondazione Santa Lucia, IRCCS, Roma

Springer
Milano
Berlin
Heidelberg
New York
Hong Kong
London
Paris
Tokyo

Andrea Marini • Sergio Carlomagno

Analisi del discorso
e patologia del linguaggio

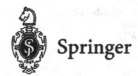
Springer

ANDREA MARINI
Fondazione S. Lucia, IRCSS
Roma

SERGIO CARLOMAGNO
Dipartimento di Psicologia
Università di Trieste
Trieste
e Fondazione S. Lucia, IRCCS
Roma

Springer-Verlag fa parte di Springer Science+Business Media

springer.it

© Springer-Verlag Italia, Milano 2004

ISBN 978-88-470-0299-9

Progetto grafico della copertina: Simona Colombo, Milano
Fotocomposizione: Graficando snc, Milano
Stampa: Arti Grafiche Nidasio, Assago (MI)

Stampato in Italia

SPIN: 11008101

Prefazione alla collana

Nell'ultimo decennio gli operatori della riabilitazione cognitiva hanno potuto constatare come l'intensificarsi degli studi e delle attività di ricerca abbiano portato a nuove ed importanti acquisizioni. Ciò ha offerto la possibilità di adottare tecniche riabilitative sempre più efficaci, idonee e mirate.

L'idea di questa collana è nata dalla constatazione che, nella massa di testi che si sono scritti sulla materia, raramente sono stati pubblicati testi con il taglio del "manuale": chiare indicazioni, facile consultazione ed anche un contributo nella fase di pianificazione del progetto e nella realizzazione del programma riabilitativo.

La collana che qui presentiamo nasce con l'ambizione di rispondere a queste esigenze ed è diretta specificamente agli operatori logopedisti, ma si rivolge naturalmente a tutte le figure professionali componenti l'équipe riabilitativa: neurologi, neuropsicologi, psicologi, foniatri, fisioterapisti, insegnanti, ecc.

La spinta decisiva a realizzare questa collana è venuta dalla pluriennale esperienza didattica nelle Scuole di Formazione del Logopedista, istituite presso la Fondazione Santa Lucia - IRCCS di Roma. Soltanto raramente è stato possibile indicare o fornire agli allievi libri di testo contenenti gli insegnamenti sulle materie professionali, e questo sia a livello teorico che pratico.

Tutti gli autori presenti in questa raccolta hanno all'attivo anni di impegno didattico nell'insegnamento delle metodologie riabilitative per l'età evolutiva, adulta e geriatrica. Alcuni di essi hanno offerto anche un notevole contributo nelle più recenti sperimentazioni nel campo della valutazione e del trattamento dei deficit comunicativi. Nell'aderire a questo progetto editoriale essi non pretendono di poter colmare totalmente la lacuna, ma intendono soprattutto descrivere le metodologie riabilitative da essi attualmente praticate e i contenuti teorici del loro insegnamento.

I volumi che in questa collana sono specificamente dedicati alle metodologie e che, come si è detto, vogliono essere strumento di consultazione e di lavoro, conterranno soltanto brevi cenni teorici introduttivi sull'argomento: lo spazio più ampio verrà riservato alle proposte operative, fino all'indicazione degli "esercizi" da eseguire nelle sedute di terapia.

Gli argomenti che la collana intende trattare vanno dai disturbi dell'apprendimento dell'età evolutiva, all'afasia, alle disartrie, alle aprassie, ai disturbi percettivi, ai deficit attentivi e della memoria, ai disturbi comportamentali delle sindromi postcomatose, alle patologie foniatriche, alle ipoacusie, alla balbuzie, ai disturbi del calcolo, senza escludere la possibilità di poter trattare patologie meno frequenti (v. alcune forme di agnosia).

Anche la veste tipografica è stata ideata per rispondere agli scopi precedentemente menzionati; sono quindi previste in ogni volume illustrazioni, tabelle riassuntive, elenchi di materiale terapeutico che si alterneranno alla trattazione, in modo da semplificare la lettura e la consultazione.

Nella preparazione di questi volumi si è coltivata la speranza di essere utili anche a quella parte di pubblico interessata al problema, ma che non è costituita da operatori professionali e da specialisti.

Con ciò ci riferiamo ai familiari dei nostri pazienti e agli addetti all'assistenza che spesso fanno richiesta di poter approfondire attraverso delle letture la conoscenza del problema, anche per poter contribuire più efficacemente alla riuscita del progetto riabilitativo.

Roma, giugno 2000

Dopo la pubblicazione dei primi nove volumi di questa collana, si avverte l'esigenza di far conoscere quali sono state le motivazioni alla base della selezione dei lavori fin qui pubblicati.

Senza discostarsi dall'obiettivo fissato in partenza, si è capito che diventava necessario ampliare gli argomenti che riguardano il vasto campo della neuropsicologia senza però precludersi la possibilità di inserire pubblicazioni riguardanti altri ambiti riabilitativi non necessariamente connessi all'area neuropsicologica.

I volumi vengono indirizzati sempre agli operatori che, a qualunque titolo, operano nella riabilitazione ma è necessario soddisfare anche le esigenze di chi è ancora in fase di formazione all'interno dei corsi di laurea specifici del campo sanitario-riabilitativo.

Per questo motivo si è deciso di non escludere dalla collana quelle opere il cui contenuto contribuisca comunque alla formazione più ampia e completa del riabilitatore, anche sotto il profilo eminentemente teorico.

Ciò che continuerà ad ispirare la scelta dei contenuti di questa collana sarà sempre il voler dare un contributo alla realizzazione del programma riabilitativo più idoneo che consenta il massimo recupero funzionale della persona presa in carico.

Roma, aprile 2004   C. Caltagirone
                                                          C. Razzano
                                             Fondazione Santa Lucia
                         Istituto di Ricerca e Cura a Carattere Scientifico

Prefazione al volume

Perché studiare il discorso e la conversazione in soggetti con deficit neuropsicologico?

Fino alla fine degli anni '70 l'interesse dei ricercatori e dei clinici che si occupavano di neuropsicologia del linguaggio e della comunicazione è stato rivolto prevalentemente all'analisi dei deficit di elaborazione fonologica, lessicale e sintattica in soggetti afasici, deficit esaminato abitualmente a livello di parola singola o frase. Alla fine degli anni '70 e nei primi anni '80, tuttavia, alcune osservazioni cliniche (ad esempio, Holland, 1980; 1982) e sporadici lavori sperimentali (ad esempio, Gardner e coll., 1983; Stachowiak e coll., 1977 e Wilcox e coll., 1978) mettono in evidenza che estendere lo studio dei disturbi della comunicazione nel cerebroleso all'analisi del discorso e di atti della conversazione può rivelarsi molto utile sul piano clinico per definire nel singolo paziente funzioni preservate e funzioni compromesse della comunicazione, ed identificare in questo modo particolari pattern disfunzionali in differenti patologie (afasici, dementi, cerebrolesi destri, traumatizzati cranici). Un ulteriore punto di interesse è che queste osservazioni cliniche e sperimentali meglio si prestano a definire strategie terapeutiche orientate in senso ecologico (Aten, 1986; Wilcox e coll., 1978) ovvero terapie mirate a particolari pattern di deficit comunicativo (ad esempio Thompson e coll., 1996). Inoltre, a partire da queste stesse osservazioni, l'uso di paradigmi sperimentali che fanno riferimento a teorie esplicite dell'organizzazione del discorso e delle competenze conversazionali nel parlante normale è di fatto diventato un evento non insolito nella letteratura neuropsicologica data la possibilità offerta da questo approccio di verificare l'organizzazione funzionale dei processi cognitivi sottostanti i molteplici aspetti della comunicazione umana. Testimonia questo importante sviluppo della ricerca clinica e sperimentale in tema di organizzazione del discorso e competenza conversazionale nel cerebroleso l'elaborazione di sistemi di analisi del discorso e della conversazione ad uso clinico (Joanette e coll., 1986). Questo sviluppo è sottolineato d'altro canto dalla comparsa di numerosi manuali interamente dedicati alla ricerca in tema di elaborazione del discorso nel cerebroleso e dell'effetto che su questa elaborazione può avere la lesione di particolari aree cerebrali (Joanette e coll., 1986). La ricerca in questo settore si è poi ulteriormente raffinata facendo ricorso a sofisticate tecniche di neuroimaging funzionale (ad esempio Bottini e coll., 1994), ovvero evidenziando in soggetti con patologie neurologiche, apparentemente senza disturbi del linguaggio e della comunicazione, difficoltà discorsive e/o conversazionali spesso responsabili di emarginazione sociale (Mc Namara e coll., 1992). Tali evidenze fanno sì che l'analisi del discorso e della conversazione non vengano invocate in neuropsicologia solo per il loro indiscusso valore ecologico ma costituiscano ormai uno strumento prezioso per la ricerca e l'attività clinica in tema di deficit comunicativo nell'adulto cerebroleso.

Come è organizzato questo volume

Il libro sviluppa in un primo capitolo la definizione del discorso e della conversazione, delle varie forme che queste attività comunicative possono assumere, dei livelli organizzativi in cui il discorso e la conversazione si manifestano. Questa descrizione viene affrontata facendo riferimento a modelli di funzionamento che meglio permettono di comprendere gli obiettivi e le dimensioni dell'analisi del discorso e della conversazione utilizzati in ricerca ovvero nella pratica clinica.

In un secondo capitolo verranno illustrati e discussi quegli studi in cui l'analisi del discorso o della conversazione si sono dimostrate utili nel definire differenti pattern di deficit comunicativo in funzione della patologia neurologica sottostante ed assumono pertanto importante rilevanza clinica. Il capitolo cercherà inoltre di esemplificare come questi studi abbiano contribuito (e ragionevolmente contribuiranno) allo sviluppo della nostra comprensione della struttura del discorso e della conversazione utilizzando metodologie di ordine neuropsicologico.

Nel terzo capitolo verranno sviluppati alcuni suggerimenti su come il neuropsicologo clinico possa far uso appropriato di sistemi di analisi del discorso e della conversazione esistenti ovvero contribuire ad elaborarne di nuovi, funzionali alla sua pratica clinica e su come ricercatori che vogliano affrontare il tema del discorso e/o della conversazione con metodologie di ordine neuropsicologico possano costruirsi un sistema per la descrizione della struttura e degli aspetti funzionali del discorso e della conversazione in popolazioni di cerebrolesi.

Naturalmente questo manuale non intende affrontare problemi teorici sulla struttura del discorso e della conversazione né il dibattito attuale sull'organizzazione delle differenti componenti cognitive che sottendono tali comportamenti comunicativi. Per questo scopo sono già disponibili manuali o pubblicazioni su riviste specializzate ed ad essi il lettore verrà rinviato qualora ritenesse di voler ulteriormente approfondire l'argomento. Il nostro scopo rimane infatti quello di illustrare come l'analisi del discorso si avvii a diventare un momento routinario della pratica clinica dopo essere diventato un momento interessante della ricerca neuropsicologica in tema di deficit della comunicazione dell'adulto cerebroleso. Il libro è inteso infatti soprattutto come uno stimolo iniziale per neuropsicologi ed operatori della riabilitazione cognitiva ad affrontare queste dimensioni della patologia della comunicazione nell'adulto cerebroleso.

Nel quarto capitolo, infine, vengono delineate alcune considerazioni generali.

Indice

Capitolo 1
Strutture e processi del discorso 1
Introduzione 1
Approcci all'analisi del testo, del discorso e della conversazione 3
Le strutture del linguaggio 4
    La dimensione microelaborativa del linguaggio 4
    La dimensione macroelaborativa del linguaggio 5
L'influsso esercitato dal contesto 5
Modelli di rappresentazione e processi di elaborazione del testo 8
L'analisi della conversazione 15
Conclusioni 18

Capitolo 2
L'analisi del discorso e della conversazione nel cerebroleso adulto 19
L'analisi del discorso e della conversazione è utile per caratterizzare pattern
differenti di deficit comunicativo nel cerebroleso 19
Introduzione di paradigmi sperimentali per l'analisi dell'elaborazione
del linguaggio in contesto in soggetti cerebrolesi 21
Le abilità discorsive nel paziente afasico 23
Aspetti dell'elaborazione del discorso nel paziente con lesione
emisferica destra 30
Il deficit comunicativo nel traumatizzato cranico 32
Componenti del deficit comunicativo del paziente con demenza di Alzheimer
o altre malattie degenerative 34
Considerazioni operative 36

Capitolo 3
Appunti per la caratterizzazione del discorso in soggetti cerebrolesi 39
Introduzione 39
Selezione del tipo di campione di linguaggio che si vuole ottenere 41
Procedure di elicitazione e trascrizione dei campioni di discorso 43
Modalità di analisi del discorso 44

Fase compilativa 44
Fase elaborativa 54
La valutazione funzionale del campione di linguaggio 57
Analisi della competenza discorsiva in comprensione 58
I metodi di analisi della conversazione 61
    I protocolli pragmatici 62
Altri contributi dell'analisi della conversazione allo studio
del disturbo comunicativo 66
Conclusioni 73

Capitolo 4
Conclusioni 75

Appendice A 79

Appendice B 83

Bibliografia 93

Capitolo 1
Strutture e processi del discorso

Introduzione

La comunicazione è un complesso processo interazionale che consente ad individui diversi di trasmettersi reciprocamente intenzioni, pensieri, necessità od altro. Essa svolge tre funzioni principali (Halliday, 1970): una **funzione ideativa** (comunicare implica il trasmettere delle idee o degli stati mentali); una **funzione interpersonale** (comunicare permette di instaurare rapporti tra individui diversi); una **funzione testuale** (comunicare consiste di più parti legate tra loro in base ad un contesto logico e linguistico ed in relazione ad una situazione extralinguistica che determina le modalità dell'atto comunicativo stesso). È dunque evidente che nel corso di una interazione comunicativa entrano in gioco numerosi fattori di natura sociale, culturale e formale. Un'importante variabile è determinata in effetti dal tipo di canale comunicativo utilizzato:

- **competenza linguistica**: la capacità di utilizzare le proprie competenze linguistiche in modalità verbale (comunicazione verbale) o scritta (comunicazione scritta) come strumenti per veicolare atti comunicativi;
- **competenza paralinguistica**: la capacità di produrre e di interpretare elementi che modulano la comunicazione, come l'inserzione di pause nell'eloquio, l'enfasi, la cadenza nella pronuncia, le risate, le esclamazioni;
- **competenza cinesica**: la capacità di realizzare la comunicazione anche mediante movimenti corporei che coadiuvano la comunicazione verbale (ad esempio il movimento degli occhi, delle braccia, del capo, ecc) e che a volte possono addirittura sostituirsi ad essa;
- **competenza prossemica**: la capacità di variare il rapporto con lo spazio in cui avviene l'interazione (la distanza interpersonale, il contatto reciproco, ecc.);
- **competenza socioculturale**: la capacità di interpretare correttamente le situazioni sociali, i rapporti di ruolo e gli elementi che caratterizzano in una determinata cultura lo scambio comunicativo.

La comunicazione interpersonale procede dunque attraverso lo scambio di messaggi che, se codificati nella modalità linguistica, possono raggiungere notevoli livelli di complessità concettuale e formale e vengono definiti **testi**. Con il termine generico di "testo" si intende una qualsiasi produzione strutturata al cui interno vengano sviluppati in modo coerente argomenti compatibili tra loro attraverso strutture linguistiche organizzate in modo coesivo (vedi oltre). Un'importante generalizzazione consiste nel fatto che l'etichetta di testo può essere associata tanto a messaggi elaborati nella modalità orale quanto a frasi prodotte nella modalità scritta. Ne segue che la nozione stessa di testo assume molteplici valenze: una conversazione telefonica, una lezione universitaria, un libro possono essere considerate forme diverse di testo. Una preliminare distinzione tra i tipi possibili di testo risiede nella differenziazione tra **testi scritti** (libri, articoli, sottotitoli di un film, ecc.) e **testi orali** (discorsi, monologhi, conversazioni). In effetti, testi scritti e testi orali pongono i loro produttori e recettori di fronte ad esigenze diverse. Chi parla può contare sull'interazione delle proprie competenze paralinguistiche, cinesiche e prossemiche per veicolare in modo efficiente le informazioni che intende trasmettere. Chi scrive, invece, dovrà fare affidamento su strutture linguistiche anche molto complesse perché è consapevole del fatto che chi legge il suo articolo, libro o tema dovrà ricavare tutte le informazioni necessarie alla comprensione direttamente dal testo, tanto in modo esplicito che in modo implicito (si veda oltre). Il parlante deve tenere sotto controllo quello che ha appena detto e determinare se esso è conforme alle sue intenzioni mentre enuncia un'altra frase e la controlla e contemporaneamente pianifica il suo prossimo enunciato e lo adatta allo schema generale di ciò che vuole dire. Chi scrive, invece, ha tutto il tempo per poter procedere con cautela, e, se necessario, cancellare o riformulare interi periodi. Chi è coinvolto in una conversazione oppure ascolta un discorso o una storia dovrà utilizzare tutte le risorse a sua disposizione per poter comprendere tutto quello che gli serve. Potrà in alcuni casi chiedere all'interlocutore di ripetere un concetto se gli è sfuggito, ma sarà sempre consapevole della necessità di prestare la massima attenzione a ciò che sta udendo. Viceversa, chi legge incontra sì le difficoltà citate sopra, ma si trova anche nella privilegiata condizione di poter interrompere la lettura in qualsiasi momento tanto per riposarsi quanto per poter ricontrollare quanto letto in precedenza allo scopo di comprendere meglio il testo.

Già da queste prime note introduttive emerge chiaramente l'inadeguatezza della nozione linguistica di "testo" che è stata fornita all'inizio del paragrafo e che fa riferimento a forme di comunicazione estremamente differenti anche se accomunate da simili principi di natura linguistica e concettuale. Per le esigenze specifiche di questo manuale, in quanto segue faremo riferimento a due tipi specifici di testo orale, il discorso e la conversazione. Per **discorso** si intende un testo orale prodotto in modo prevalentemente unidirezionale da un solo emittente. Una forma di discorso particolarmente usata nella pratica clinica è il *racconto* di storie. Per **conversazione**, invece, si intende una situazione comunicativa in cui due o più interlocutori partecipano contribuendo attivamente, a turno, alla medesima situazione comunicativa.

La motivazione di questa scelta risiede nella consapevolezza che discorso e conversazione sono le modalità di produzione e comprensione testuale maggiormente usate nella pratica clinica, sia perché è stato più facilmente possibile metterne in evidenza le forme durante l'analisi, sia perché l'esistenza di modelli di riferimento ha consentito agli sperimentatori di manipolare i riflettori della ricerca per descrivere con maggior dettaglio aree conservate e aree compromesse nei discorsi/conversazioni di pazienti affetti da forme diverse di compromissione cognitiva dovuta a lesioni cerebrali (si pensi ad esempio alle sindrome afasiche) o a patologie di natura degenerativa come nel caso del morbo di Alzheimer.

Approcci all'analisi del testo, del discorso e della conversazione

La molteplicità delle possibili strutture testuali associata alla complessità che interviene nella loro elaborazione sono alla base del fiorire di studi che si pongono come obiettivo primario la descrizione dei processi che portano alla elaborazione testuale orale o scritta. L'analisi delle strutture linguistiche che garantiscono la buona formazione di un testo (inteso nella generica accezione riportata nell'Introduzione) è oggetto della **linguistica del testo**, disciplina sviluppatasi a partire dagli anni '70 del secolo scorso. In questa prima fase degli studi sulla testualità l'attenzione era concentrata prevalentemente sugli aspetti linguistici e formali dei testi. Solo in un secondo momento è invalsa la necessità di analizzarli anche da punti di vista diversi da quello puramente linguistico e l'attenzione è stata gradualmente focalizzata non solo sulle strutture linguistiche ma anche su quelle concettuali e più latamente extralinguistiche (prossemiche, cinesiche e paralinguistiche) che intervengono per rendere efficaci le interazioni comunicative. In questa direzione si è assistito negli ultimi decenni allo sviluppo di discipline parallele alla linguistica del testo come l'**analisi del discorso** (Brown e Yule, 1983), inteso come struttura testuale calata in un determinato contesto di emissione/scrittura, e l'**analisi della conversazione** (Sacks e coll., 1974), che concentra la propria attenzione su un tipo particolare di testo orale, quello conversazionale, in cui sono esplicitamente richieste la presenza ed interazione di almeno due interlocutori. In altri termini, se *l'analisi del testo* si limita a studiare il modo in cui le strutture linguistiche formano un testo, *l'analisi del discorso* integra informazioni linguistiche con informazioni extralinguistiche che interagiscono nel formare il contesto di produzione testuale. *L'analisi della conversazione*, infine, analizza in modo esplicito le interazioni tra forme linguistiche e strutture extralinguistiche con un occhio di riguardo per l'insieme delle variabili che formano le conoscenze generali e le aspettative dei singoli individui che interagiscono in una conversazione (ad esempio in un'intervista, un'interrogazione, un colloquio, delle richieste, ecc.). L'assunto di partenza dell'approccio dell'analisi della conversazione è che quest'ultima rappresenti un'attività altamente strutturata i cui partecipanti rispettano alcune convenzioni implicite determinate socialmente e acquisite spesso in modo inconscio nel corso della loro formazione.

In questo capitolo introduttivo l'attenzione verrà in un primo momento incentrata sulle **strutture** linguistiche di base che permettono di generare e comprendere i testi, discorsi o conversazioni. In un secondo momento, la descrizione verterà sui modelli riguardanti i **processi** che ne consentono l'effettiva elaborazione discorsiva/conversazionale sia in comprensione che in produzione.

Le strutture del linguaggio

L'analisi del discorso è spesso considerata come l'analisi del linguaggio "oltre le frasi". Per comprendere questa affermazione bisogna considerare che l'elaborazione del linguaggio si articola in due dimensioni (Caplan, 1992; Marini, 2001): una *dimensione microelaborativa* (definita anche elaborazione intrafrasale o intrafrastica) responsabile della corretta formazione delle strutture frasali o degli enunciati ed una *dimensione macroelaborativa* (definita anche elaborazione interfrasale o interfrastica) deputata alla successiva organizzazione delle frasi o degli enunciati in modo da formare strutture testuali coerentemente organizzate ed adeguatamente ancorate ad un preciso contesto di produzione/comprensione. Nel complesso, durante l'elaborazione di un testo le strutture che compongono la dimensione microelaborativa e la dimensione macroelaborativa vengono fatte interagire in modo da dare quella sensazione di omogeneità che sembra intuitivamente scontata nell'esecuzione di un atto comunicativo.

La dimensione microelaborativa del linguaggio

La dimensione microelaborativa determina il corretto sequenziamento delle informazioni lessicali e frasali. Il livello di **elaborazione fonetica** consente la programmazione delle configurazioni articolatorie che permettono di emettere i suoni di una lingua (i *foni*) in fase di produzione e la decodifica delle caratteristiche acustiche dei foni percepiti in fase di comprensione. È dunque evidente che la competenza fonetica ha a che fare con il livello di esecuzione dell'atto linguistico che, essendo di natura concreta, si avvale di competenze periferiche (apparato fonatorio e sistema uditivo). Al contrario, il livello di **elaborazione fonologica** compie un'astrazione per estrarre dal continuum fonico percepito o per selezionare in fase di produzione quei foni che rivestono un effettivo valore funzionale in una data lingua e che vengono definiti *fonemi*. La distinzione tra i concetti di fono e fonema si basa sulla constatazione che non sempre (anzi, quasi mai) i fonemi appartenenti all'inventario di una data lingua vengono pronunciati in modo completamente uguale dai parlanti per motivi che possono di volta in volta essere di natura sociale (diverso grado di istruzione, differenze di età, classe sociale o area geografica di appartenenza, ecc.), anatomica (pronunce diverse dovute alle differenti conformazioni e dimensioni che può assumere la cavità orale in soggetti diversi) o di altro tipo. Il livello di **elaborazione morfofonologica** raggruppa i fonemi in strutture intermedie tra il livello di elaborazione fonologico e quello morfologico, le *sillabe*. Il livello di **elaborazione morfologica** organizza i fonemi e le sillabe per formare i morfemi che a loro volta costituiscono le parole. Se il livello di elaborazione fonetica determina la natura acustica ed articolatoria dei suoni da emettere o da comprendere ai fini comunicativi ed i livelli di elaborazione fonologica e morfofonologica classificano i foni in fonemi ed i fonemi in sillabe, è solo con il livello di elaborazione morfologica che ci si sposta per la prima volta dal livello della sola espressione a quello del contenuto. Gli elementi costitutivi del livello morfologico sono i *morfemi*, definiti come le unità minime dotate di significato all'interno di una parola. Intermedio tra i livelli di elaborazione morfologica e sintattica si situa il livello di **elaborazione morfosintattica** che determina la serie di contesti linguistici extralessicali attivati da ogni parola. Questo livello elaborativo è in realtà una emanazione dello stesso livello di elaborazione morfologica, poiché quest'ultima non si limita a determinare la struttura interna delle parole contribuendo altresì a determinare anche il contesto extralessicale, inclusa la struttura logica da esse richiesta. Ogni parola, infatti, richiede la presenza di un contesto in cui poter "funzionare bene". Si pensi ad esempio al verbo *dare*. Il concetto associato a questo verbo richiede necessariamente la presenza di almeno tre elementi perché il verbo "funzioni bene". È necessario che ci sia qualcuno che compia l'atto di dare, qualcosa che venga data ed infine qualcuno o qualcosa verso cui l'atto di dare si compie (*"Mario dava un libro a Teresa"*). Il contesto richiesto da una parola viene definito "struttura argomentale" di quella parola. Il livello di **elaborazione sintattica** elabora l'informazione lessicale ottenuta dal modulo morfologico e morfosintattico inserendola in unità intermedie tra il livello di parola ed il livello di frase (i *sintagmi*) ed ordinando questi ultimi in unità strutturalmente più complesse definite frasi. Il livello di **elaborazione semantica** elabora i significati veicolati da singole parole (semantica lessicale) o da intere frasi (semantica frasale) basandosi semplicemente sul materiale linguistico a disposizione senza tenere in considerazione gli aspetti di natura contestuale e più latamente extralinguistica. Il prodotto della microelaborazione è dunque la frase linguistica, un'astrazione ancora non ancorata all'effettivo contesto di emissione o comprensione.

La dimensione macroelaborativa del linguaggio

La dimensione microelaborativa giunge dunque alla formazione di frasi linguistiche "pure", che cioè non sono ancora contestualizzate. Il compito di coordinare queste frasi e di adeguarle al contesto spetta alla dimensione macroelaborativa del linguaggio, ovvero all'insieme delle competenze pragmatiche e testuali cui si è fatto cenno in precedenza. Vista la rilevanza che questi due aspetti della elaborazione linguistica rivestono ai fini della presente trattazione, le specifiche competenze pragmatiche e testuali verranno trattate in modo particolarmente dettagliato.

L'influsso esercitato dal contesto

La **competenza pragmatica** consente di collegare le frasi ai contesti di produzione o comprensione (Levinson, 1983). Centrale è a questo proposito la nozione di **atto linguistico** (Austin, 1961, 1962; Searle, 1975) basata sull'assunto che comunicare non significhi solamente parlare o scrivere ma implichi l'esecuzione di una vera e propria azione (ad esempio veicolare desideri, opinioni, pensieri, bisogni o quant'altro) mediante la voce o la scrittura.

Poiché ogni atto comunicativo è fortemente condizionato dal contesto di produzione, la nozione di **contesto** assume un'importanza decisiva ai fini della comprensione dei meccanismi della comunicazione. Semplificando notevolmente, è possibile tracciare una distinzione tra due tipi interagenti di contesto. Il contesto linguistico (o **cotesto**) è costituito dalla somma delle tematiche e dei riferimenti attivati nel corso della conversazione o discorso, sia in modo diretto mediante loro esplicita enunciazione, sia in modo indiretto grazie a meccanismi inferenziali. Il contesto situazionale (o **contesto extralinguistico**), fa riferimento alle informazioni di natura non esplicitamente linguistica che i partecipanti ad una conversazione oppure i lettori di un libro devono aver presente per poter comprendere il messaggio. Queste informazioni di natura non linguistica possono essere di vario tipo: le coordinate spazio/temporali della situazione comunicativa (il momento ed il luogo in cui avviene la comunicazione); la natura dell'evento comunicativo (ad esempio un'interrogazione scolastica, una richiesta di informazioni, una conversazione tra amici, una lettera informale, ecc.); le conoscenze che vengono considerate come implicite e che quindi possono non venire palesate esplicitamente; il canale (una trasmissione televisiva, una conversazione telefonica oppure una comunicazione in viva voce) ed il codice utilizzato (visivo, verbale, gestuale, ecc.).

Centrali divengono dunque i processi che, ancorando i meccanismi linguistici ai contesti di produzione garantiscono una adeguata comprensione. Questi processi includono l'instaurazione di relazioni referenziali e lo sviluppo di inferenze. La **referenza** è una particolare forma di relazione che può essere di natura tanto semantica quanto pragmatica. Secondo una prospettiva semantica, la referenza è semplicemente "la relazione che esiste tra le parole e le cose [...]: le parole si riferiscono alle cose" (Lyons, 1968; trad. it. 1971, pag. 535). Dal punto di vista pragmatico, invece, l'instaurazione di una relazione di referenza coincide con la volontà da parte del produttore del messaggio di fare riferimento concreto in una situazione comunicativa specifica ad un determinato oggetto o persona. In altri termini, se sul versante semantico la referenza è una semplice relazione referente - riferito, su quello pragmatico si trasforma in una relazione imposta (o proposta) dal locutore/scrittore al suo interlocutore. La referenza semantica codifica il fatto che una determinata parola si riferisca ad una determinata persona, oggetto o azione del mondo. Il concetto di referenza pragmatica fa invece riferimento al fatto che la referenza debba essere considerata come un atto da parte del locutore/scrivente che le attribuisce valori determinati. Si consideri inoltre il fatto che una espressione referenziale non sempre viene utilizzata in senso letterale. Uno degli aspetti più interessanti della comunicazione verbale è in effetti la capacità di esprimere gli stessi significati sia in modo letterale che non letterale: non sempre intendiamo comunicare quello che effettivamente diciamo.

Rientrano nella gamma dei meccanismi di comunicazione non letterale le forme idiomatiche, i proverbi, le formule rituali di saluto, le richieste indirette[1], le battute di spirito, il sarcasmo[2], le figure retoriche e la metafora.

La presenza di espressioni non letterali ma anche la semplice presenza di un contesto extralinguistico o un cotesto di produzione comporta la generazione di **inferenze** tanto da parte del produttore del messaggio quanto da parte del destinatario. Per "inferenza" si intende un processo di integrazione di informazioni sulla base di dati incompleti o insufficienti. Agendo in questo modo, il meccanismo inferenziale consente di associare i significati letterali di un enunciato orale od una frase scritta al contesto di emissione/comprensione in modo da formulare o capire le intenzioni comunicative che si intendono veicolare, a prescindere dal significato letterale degli enunciati emessi o delle frasi scritte per veicolarli (Harris, 1981; Lehman e Tompkins, 2000). Le inferenze generate comunemente da chi produce o comprende un testo scritto o un discorso orale possono essere di quattro tipi. Una prima forma di inferenza prende il nome di *inferenza logica*. Si tratta di un meccanismo che consente di evincere informazioni di natura logico-concettuale non esplicitamente espresse riguardanti l'argomento di cui si scrive o si parla. Un enunciato del tipo "Il fratello di Laura si è laureato" permette di formulare inferenze logiche riguardo al fatto che il fratello di Laura sia di sesso maschile, come attestato dall'accordo grammaticale di genere maschile tra il soggetto dell'enunciato (*Il fratello di Laura* e la parola *laureato*). Ad un tipo diverso appartengono le *inferenze elaborative*, che consentono di estendere l'informazione fornita esplicitamente dal testo con informazioni implicite ricavabili dall'insieme delle conoscenze generali che emittente e ricevente presuppongono di condividere. Chi ad esempio stia leggendo in una lettera che un non meglio specificato "fratello di Laura si è laureato" può senz'altro inferire che il fratello di Laura sia probabilmente un giovane di circa 23 - 27 anni, che il suo livello culturale sia medio-alto, ecc. Le *inferenze-ponte* consentono di connettere in modo coerente proposizioni apparentemente non correlate (McKoon e Ratcliff, 1992; Graesser e coll., 1994). Si prenda ad esempio in considerazione la sequenza: *Marta è troppo stanca per finire quel libro. Sono già passati cinque anni da quando ha cominciato a scriverlo* (esempio tratto da Brownell e coll., 1986). Al termine della prima frase un eventuale ascoltatore potrebbe inferire che Marta stia leggendo un libro

---

[1] La richiesta indiretta consiste nel chiedere qualcosa in modo non esplicito. Si consideri ad esempio una situazione in cui due individui si trovino in una stanza molto calda ed uno dica all'altro indicando la finestra "Certo che fa proprio caldo qui dentro". È chiaro che in questo caso l'intenzione comunicativa del locutore non sarà quella di fare constatazioni sul clima, ma di rivolgere al suo interlocutore la richiesta implicita di aprire la finestra.

[2] Il sarcasmo costituisce una forma interessante di linguaggio non letterale poiché l'intenzione comunicativa del locutore è esattamente l'opposto del significato letterale veicolato, per cui una adeguata comprensione di un'espressione sarcastica richiede l'abilità da parte dell'interlocutore di risalire al reale significato che il locutore intende comunicare. Si consideri ad esempio una ideale situazione comunicativa in cui due amici, andati al cinema a vedere un film che non è piaciuto affatto, alla vista di un terzo amico esclamino: "Quel film è proprio una perla!". In questo caso il terzo amico dovrà trarre dal contesto situazionale e conversazionale le informazioni per risalire alle reali intenzioni comunicative dei locutori.

noioso. Tuttavia, nel momento in cui viene elaborata la seconda frase viene ricevuta una informazione nuova, e cioè che Marta non sta leggendo il libro in questione ma lo sta scrivendo. In questo caso la seconda frase permette di fare una inferenza sul reale contenuto comunicativo della frase precedente. In base a quanto udito o letto, le *inferenze predittive* consentono di crearsi delle aspettative su ciò che verosimilmente può accadere, rendendo in tal modo più snella e immediata la comprensione (McKoon e Ratcliff, 1992; Graesser e coll., 1994). Se, ad esempio, si legge in un testo o si sente in una conversazione che una nave è pronta alla partenza, il lettore/ascoltatore sarà in grado di inferire che la nave partirà a breve. Una prova indiretta dell'esistenza di questo tipo di meccanismo inferenziale consiste, ad esempio, nella capacità da parte dei parlanti di essere spesso in grado di completare gli enunciati non ancora terminati dai loro interlocutori. Tra i processi inferenziali che vengono attivati nel corso della comprensione e produzione di un messaggio devono essere incluse infine anche le presupposizioni, ovvero l'insieme delle conoscenze e degli scopi che emittente e ricevente assumono di condividere, e le implicature conversazionali[3] (vedi oltre).

Modelli di rappresentazione e processi di elaborazione del testo

Al vertice della struttura piramidale che caratterizza la comunicazione verbale si trova infine il livello di **elaborazione testuale**. È a questo livello che gli enunciati che compongono un discorso o l'insieme delle frasi che formano un testo scritto vengono organizzati in una struttura coerente da un punto di vista concettuale e coesa da un punto di vista sintattico formale. L'elaborazione testuale è in definitiva la *summa* di una serie di elaborazioni interagenti: dal punto di vista della elaborazione linguistica all'interno di un testo devono essere rispettati vincoli di natura sintattico-lessicale al fine di garantire l'adeguatezza delle strutture morfosintattiche da un lato e la coesione intrafrastica dall'altro; dal punto di vista pragmatico devono essere rispettate le condizioni imposte dal contesto e dalla conoscenza condivisa da chi produce il testo e chi ne fruisce; dal punto di vista semantico-concettuale vi deve essere una adeguata coerenza delle tematiche sviluppate e coesione degli elementi linguistici utilizzati.

Il crescente interesse rivolto alle modalità di elaborazione testuale negli ultimi decenni si è tradotto nella formulazione di numerose teorie sull'organizzazione concettuale dei testi. Poiché l'obiettivo del presente libro non è quello di fornire un elenco di tutte le teorie presentate, l'attenzione verrà concentrata unicamente su quelle teorie che possono essere integrate in un plausibile modello generale della elaborazione testuale.

---

[3] Il termine "implicatura" è un neologismo basato sulla traduzione letterale del termine inglese *implicature* introdotto da Grice (1989).

L'intero processo di comprensione/produzione testuale è assimilabile ad una complessa struttura in cui i livelli di elaborazione del linguaggio, cui si è fatto riferimento in precedenza, interagiscono con conoscenze concettuali e più latamente extralinguistiche derivate dalle specifiche situazioni di emissione o comprensione testuale. In particolare, è possibile distinguere tre livelli di rappresentazione cognitiva durante la comprensione di un testo (Kintsch, 1988; van Dijk e Kintsch, 1983) (Fig. 1.1).

Il punto fondamentale è che per comprendere un testo scritto o un discorso orale il lettore/ascoltatore deve costruirsi un'accurata rappresentazione mentale dei referenti, delle azioni, degli stati ed eventi che in esso sono menzionati esplicitamente o che è alternativamente possibile inferire. Tale rappresentazione è stata descritta nei termini di **modello mentale** (Johnson-Laird, 1983) o **modello della situazione** descritta in un testo (*situation model*: Kintsch, 1988). Questi modelli mentali e/o della situazione non sono di natura linguistica ma concettuale ed in quanto tali includono informazioni che non vengono veicolate esplicitamente attraverso il canale verbale. In altri termini, la comprensione di un testo deve coincidere con la ricostruzione da parte dell'ascoltatore/uditore del modello mentale o dello schema concettuale che l'emittente/scrivente intendeva comunicare.

Una questione spinosa riguarda il modo in cui si arriva alla generazione del modello mentale del testo, se attraverso una procedura *top-down* (letteralmente, "dall'alto verso il basso") oppure attraverso una procedura *bottom-up* (lett., "dal basso verso l'alto"). I modelli top-down (Graesser e coll., 1994; Singer e coll., 1994) assumono che la comprensione di un testo richieda delle conoscenze di carattere generale e socio-culturale da parte dell'ascoltatore/lettore che proprio grazie ad esse sarà in grado di comprendere in chiave testuale quanto sta ascoltando/leggendo (rientrano in questa serie di modelli le teorie facenti riferimento alle Grammatiche delle Storie ed agli Scripts, vedi oltre). I modelli bottom-up (Kintsch, 1988; Trabasso e coll., 1984; Kintsch e van Dijk, 1978) assumono invece che la comprensione di un testo scritto o di un discorso o conversazione orale proceda stabilendo delle connessioni tra le strutture linguistiche di base che vengono gradatamente processate e che queste connessioni forniscano a loro volta coerenza alle rappresentazioni mentali che gli ascoltatori/lettori si formano del testo. Il modello bottom-up di maggiore rilievo è il **modello a costruzione ed integrazione** (*Construction-Integration Model*) proposto in Kintsch (1988) e basato sulla rielaborazione di un iniziale modello di comprensione del testo descritto in Kintsch e Van Dijk (1978). Secondo questo modello, la comprensione si basa su una preliminare estrazione dei significati delle singole frasi (significati organizzati in proposizioni) e loro successiva integrazione in reti concettuali che crescono in complessità fino a giungere al modello della situazione descritta dal testo in questione.

In quanto segue viene delineato un modello misto in cui le informazioni provenienti dal basso interagiscono con quelle provenienti dall'alto per facilitare e render maggiormente efficace la comprensione. Come mostrato nella Figura 1.1, l'intero processo può essere suddiviso in quattro livelli di elaborazione: livello della rappresentazione di superficie; livello del text base; livello di elaborazione superstrutturale; livello di rappresentazione concettuale (Kintsch e Van Dijk, 1978; Schank e Abelson, 1977; Jackendoff, 1987, 1993).

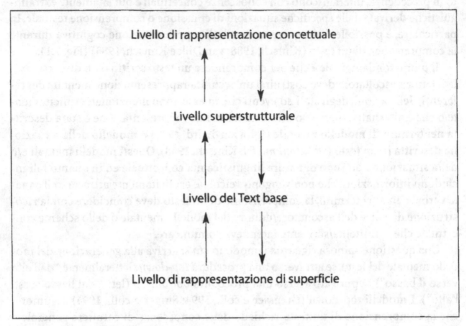

Fig. 1.1. Modello integrato della elaborazione testuale

Il **livello di rappresentazione di superficie** fa riferimento alla elaborazione delle singole frasi che formano un testo. Queste frasi o enunciati ricevono una prima integrazione nel livello del *text base* (lett. "base del testo", Kintsch e Van Dijk, 1978) in cui le informazioni derivanti dalle frasi che formano il livello di rappresentazione di superficie vengono elaborate ed integrate sotto forma di proposizioni in modo da formare una *microstruttura*. Ogni proposizione consiste di un predicato e di un numero imprecisato di argomenti da esso esplicitamente richiesti[4]. Le proposizioni possono essere semplici oppure possono contenere al loro interno altre proposizioni ad esse subordinate. In quest'ultimo caso si parla di proposizioni complesse. Si consideri ad esempio la frase "Il capitano dice che noi arriveremo tardi". In essa è possibile distinguere le presenza di due proposizioni P1 (*dire*, capitano, a noi) e P2 (*arrivare*, noi, tardi), in cui i due predicati *dire* e *arrivare* generano rispettivamente gli argomenti (capitano, a noi) e (noi, tardi) ed in cui il primo predicato connette tra loro le due proposizioni mediante l'introduzione dell'elemento *che*. Le proposizioni sono dunque legate fra loro per mezzo di vincoli che garantiscono l'instaurazione di una *coesione lo-*

---

[4] Per una dettagliata discussione sulla natura delle proposizioni e sulle strutture argomentali ad esse associate si rimanda a Marini (2001) e Scalise (1994).

cale. Tale coesione può essere strutturale o semantica (Halliday e Hasan, 1976). La coesione strutturale è garantita dall'uso di parole che pur non introducendo nuovi significati garantiscono la continuità strutturale del testo. Si tratta per lo più di pause piene (*fillers*, lett. "riempitivi") costituite da singole parole (fillers lessicali come "OK!", "Bene!", "Allora", "Dunque") o da intere frasi (fillers frasali come "Vediamo un po' ", "Mamma mia!", ecc.). Un ulteriore strumento per garantire il mantenimento della coesione strutturale è l'uso della *coreferenza* tra due o più parole in frasi diverse. Per coreferenza si intende una relazione in base alla quale due parole fanno riferimento alla stessa entità reale ("Marco ha visto Paola. Le ha detto tutto") o concettuale ("Ieri ho pensato alla bontà di Marco. Non pensavo fosse possibile averne così tanta"). Si parla di relazione di coreferenza esoforica quando il referente non è all'interno del testo ma si trova nel contesto extralinguistico (si immagini una situazione in cui due amici vedono un cane per strada ed uno dei due esclami: "Guardalo! Non pensavo ce ne fossero di così brutti!" In questo caso il referente [cioè il cane] viene lasciato implicito). Si parla invece di relazione di coreferenza endoforica se il riferimento è ad una entità o cosa esplicitamente denominata nel testo (come in "Guarda quel cane! Non pensavo ce ne fossero di così brutti!")[5].

Per coesione semantica si intende l'uso di elementi lessicali che oltre a contribuire alla coesione strutturale garantiscono la continuità informativa del testo. Si tratta in questo caso di parole che mettono in relazione ciò che si sta per dire con ciò che è stato detto in precedenza (Brown e Yule, 1983). Questi connettivi[6] vengono usati per segnalare che si sta aggiungendo una nuova informazione (funzione additiva: *e, o, inoltre*, ecc.), che si vuole modificare una precedente affermazione (funzione avversativa: *ma, tuttavia, però*, ecc.), che si vuole motivare quanto detto in precedenza (funzione causale: *poiché, dal momento che, a causa di ciò*, ecc.) o che si vuole collocarlo nel tempo (funzione temporale: *quando, poi, infine*, ecc.).

Fondamentale per la formazione di una adeguata microstruttura è anche l'instaurazione di relazioni di *coerenza locale* tra gli stati ed eventi descritti dalle proposizioni. Per garantire la coerenza locale in un testo è necessario che le proposizioni estratte dalla rappresentazione di superficie facciano riferimento ad argomenti compatibili tra loro e pertinenti al contesto. Haviland e Clark (1974) hanno dimostrato che frasi che condividano almeno un referente con frasi già prodotte vengono lette in modo più veloce rispetto a frasi che invece non presentano questa caratteristica.

Poiché l'elaborazione delle proposizioni richiede un massiccio uso della memoria a breve termine, Kintsch e Van Dijk (1978) hanno proposto di concepire l'elabo-

---

[5] Se il referente cui si fa riferimento è in una porzione precedente di testo si parla di relazione endoforica anaforica (in "Guarda quel cane! Non pensavo ce ne fossero di così brutti!" la comprensione della seconda frase richiede l'instaurazione di un rapporto di coreferenza anaforica tra il referente "cane" ed il gruppo clitico "ce ne"). Se invece il referente si trova in porzioni successive del testo si tratta di relazione endoforica cataforica (in "Non pensavo ce ne fossero di così brutti! Guarda quel cane!" avviene esattamente l'opposto, con l'instaurazione di una relazione endoforica cataforica).
[6] Per connettivo si intende l'insieme di avverbi e congiunzioni che mantengono la coesione sintattica e la coerenza semantica del testo: *poi, tuttavia, e, o, nonostante, quando, poiché*.

razione microstrutturale come un processo di codifica che procede in cicli. Ogni ciclo comincia nel momento in cui viene letta o ascoltata una limitata sequenza di frasi o di enunciati. Le proposizioni estratte vengono integrate in una rete concettuale che, in sintesi, esprime il significato generale veicolato da quelle proposizioni. La rete concettuale così istaurata viene inviata alla memoria a lungo termine in cui le informazioni in entrata o in uscita vengono mantenute attive fino alla conclusione del flusso informativo e da cui può essere in seguito estratta di nuovo per essere integrata con informazioni aggiuntive derivanti da altri cicli di comprensione.

Se gli argomenti delle proposizioni coincidono, queste ultime sono sentite come appartenenti ad un livello strutturale più ampio definito **macrostruttura**. Il livello di elaborazione macrostrutturale elabora dunque l'informazione in uscita dal livello microstrutturale in modo da generare delle reti concettuali in cui le informazioni estrapolate dalla microstruttura vengono ulteriormente integrate. La macrostruttura condensa l'informazione complessa elaborata dalle proposizioni a livello microstrutturale mediante l'applicazione di tre macroregole (Van Dijk, 1980). La regola di cancellazione dell'informazione in eccesso elimina i dati ridondanti ed i dettagli veicolati dalle proposizioni a livello microstrutturale mantenendo attivo il significato associato alle informazioni principali. Le regole di generalizzazione e di costruzione consentono di astrarre le informazioni salienti dall'insieme delle informazioni veicolate a livello microstrutturale mediante i processi di generalizzazione delle informazioni acquisite e di costruzione di strutture tematiche adeguate al contesto. Queste tre macroregole portano alla formazione di vincoli di *coerenza globale* in base alla quale le informazioni fondamentali provenienti dal testo vengono organizzate in sequenze coerenti con il cotesto precedente ed il contesto extralinguistico.

Se la microstruttura viene generata sulla base delle informazioni provenienti "dal basso", la macrostruttura deve integrare tanto informazioni provenienti dalla microstruttura quanto informazioni provenienti "dall'alto". A queste ultime viene dato il nome di **superstruttura**. Essa è data dall'insieme di conoscenze generali che i parlanti possiedono sul modo in cui le informazioni presenti in un testo devono in linea di principio essere organizzate. In altri termini, per superstruttura si intende lo schema ideale all'interno del quale i testi realmente prodotti devono in linea di principio rientrare.

Esistono superstrutture diverse per tipi testuali diversi, siano essi orali o scritti, favole o barzellette, conversazioni o trasmissioni televisive. Uno dei primi tentativi di fornire dei modelli delle strutture testuali è stata nella seconda metà degli anni '70 la compilazione delle cosiddette "Grammatiche delle Storie" (traduzione italiana del termine inglese: *Story Grammars*). L'assunto di partenza è che ogni storia o racconto possegga una struttura, uno schema di base a cui si deve uniformare. In base a quanto verificato in numerose situazioni sperimentali (Mandler e Johnson, 1977; Rumelhart 1980a, 1980b; Thorndyke, 1977), un racconto per essere ben formato deve possedere una struttura organizzata in una serie di componenti che si snodano intorno ad un inizio, uno svolgimento ed una fine. Questa struttura di base viene complicata dalla presenza necessaria di una *ambientazione* (in inglese *setting*) in un luogo ed in un tempo ben preciso che deve essere coerente con il *tema* (in inglese *theme*) che si intende comunicare e con la *trama* (in inglese *plot*) ad esso associata. Il tema è a sua volta suddiviso in *eventi* (in inglese *events*) che hanno uno *scopo* (in inglese *goal*). La trama è infine costituita da *episodi* a loro volta costituiti da scopi secondari (in inglese *subgoals*) ed esiti (in inglese *outcomes*) (Fig. 1.2).

La presenza di questi schemi esercita notevoli effetti facilitanti sui processi di elaborazione di racconti o storie sia in fase di produzione che in comprensione. Haberlandt e coll. (1980) hanno ad esempio dimostrato che una medesima serie di frasi viene effettivamente letta e compresa in modo più veloce ed accurato se si trova all'interno di un episodio rispetto ad una sua diversa collocazione, segno questo che l'episodio costituisce effettivamente una unità di elaborazione testuale ben precisa. Numerosi autori hanno inoltre osservato che alcune categorie previste dalle Grammatiche delle Storie (come ad esempio gli obiettivi ed i loro risultati) vengono ricordate in modo migliore rispetto ad altre. Le categorie più "centrali" per lo svolgimento della trama di una storia tendono inoltre ad essere obbligatorie e ad essere connesse con un numero maggiore di elementi della storia rispetto alle cate-

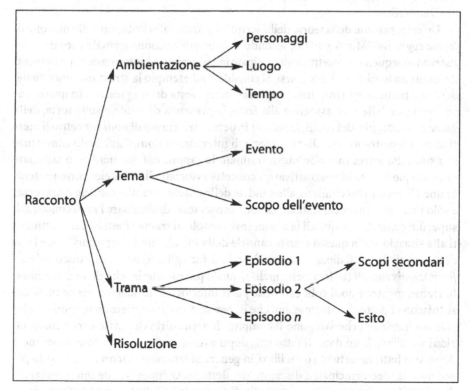

Fig. 1.2. La struttura dei racconti secondo il modello delle Grammatiche delle Storie (Mandler e Johnson, 1977; Rumelhart 1980a, 1980b; Thorndyke, 1977)

gorie meno centrali. Come risultato, le categorie delle grammatiche delle storie vengono in genere ricordate in modo diverso in base alla loro salienza rispetto all'andamento della trama della storia ed alla loro maggiore o minore connessione con altre strutture (Mandler e Johnson, 1977; Stein e Glenn, 1979).

Un tipo diverso di superstruttura è quello previsto dalla nozione di *script* (termine inglese traducibile con la parola italiana *copione*: Schank e Abelson, 1977), consistente nella struttura conoscitiva che chi elabora un testo possiede riguardo situazioni comuni, consuete o comunque stereotipate. Uno script consiste in un numero variabile di *scene* a loro volta composte da *azioni* cui vengono assegnati dei *ruoli*. Ad esempio, allo script corrispondente all'idea di comprare un'automobile sono associate le scene corrispondenti alle azioni di entrare in un autosalone, di guardare e scegliere un modello di automobile, di controllarne i consumi ed i costi, di stipulare un contratto. Allo stesso script sono inoltre associati i ruoli di venditore dell'autosalone e di acquirente.

Gli scripts facilitano nettamente la comprensione di discorsi o testi scritti poiché, fornendo un insieme di informazioni non sempre ricavabili esplicitamente dal cotesto (Adams e Collins, 1979), svolgono un ruolo di guida nella organizzazione micro- e macrostrutturale delle proposizioni ricavate dal livello di rappresentazione di superficie.

Un'elaborazione della teoria dello script ha portato allo sviluppo della nozione di *frame cognitivo* (Minsky, 1975), secondo cui l'organizzazione testuale è legata all'esistenza di sequenze concettuali stereotipate in cui scripts ed informazioni provenienti dal contesto tendono ad integrarsi. Si consideri ad esempio la struttura concettuale, ovvero il frame cognitivo, attivata nel caso di una festa di compleanno. In questo caso, l'insieme delle idee associate alla festa, la presenza di candele sulla torta, della gente che festeggia, dei regali, forma un insieme strutturato di *nodi* concettuali messi in relazione tra loro mediante sistemi di interconnessioni. Ogni nodo concettuale a sua volta attiva in modo indiscriminato le rappresentazioni ad esso associate (ad esempio la candela può attivare i concetti associati alle candele votive presenti in una chiesa o in un cimitero, alle candele delle automobili, alle candele della torta) e solo i meccanismi di contestualizzazione consentono di eliminare i nodi concettuali superflui delimitando quindi la comprensione solo ai frame effettivamente attinenti alla situazione (in questo caso le candele della torta). I nodi "superiori", cioè i nodi principali da cui si dipartono, ramificandosi, tutti gli altri nodi costituiscono le *informazioni cruciali* (o "idee principali"), quelle più caratteristiche di un determinato frame, mentre i nodi collocati nelle parti inferiori dello schema concettuale costituiscono i *dettagli*, informazioni che di per sé non caratterizzano in modo esclusivo un frame ma che svolgono il compito di arricchirlo di particolari e connotazioni peculiari. È un dato di fatto che, dopo aver assistito ad una conversazione o dopo aver letto un articolo o un libro, in genere si tendono a ricordare in modo più accurato le idee principali a discapito dei dettagli. Un'interessante interpretazione di questo dato viene fornita dal **modello di allocazione delle risorse** (dall'inglese *resource allocation model*, McNeil e coll., 1991), in base al quale l'elaborazione di ogni attività cognitiva richiede l'impiego di un numero variabile di risorse da parte di un sistema che, nel complesso, dispone di risorse in quantità limitata. La comprensione di un libro, di un discorso o di una conversazione richiede un notevole impiego di risorse. Di conseguenza, tanto più complessa si fa la comprensione tanto maggiore sarà la richiesta di risorse da parte del sistema per eseguire il compito. In questa prospettiva, l'elaborazione delle idee principali richiederebbe una serie di risorse inferiori rispetto ai dettagli per il fatto stesso che le idee principali verrebbero riprese un numero variabile di volte all'interno del testo (ridondanza) mentre i dettagli richiederebbero di volta in volta una nuova attivazione con il conseguente utilizzo di ulteriori risorse.

Nel complesso, il processo di comprensione di un testo scritto o di un messaggio orale consiste nella costruzione di una rappresentazione mentale il più possibile coesiva e coerente attraverso due fasi elaborative successive. In una prima fase il ricevente si limita a decodificare il segnale acustico o visivo estraendone le informazioni linguistiche di base e generando di conseguenza una serie di proposizioni che contribuiscono a formare l'iniziale struttura mentale corrispondente a quanto il testo vuole comunicare. Segue una seconda fase in cui la struttura testuale *in fieri* riceve una ulteriore elaborazione mediante l'integrazione del prodotto della prima fase con altri tipi di informazioni derivanti dal contesto e dalla conoscenza generale del ricevente. Durante questa seconda fase, il ricevente compie una serie di verifiche vagliando se quanto sta elaborando è compatibile con quanto elaborato nella prima fase. In caso contrario, vengono create delle sottostrutture all'interno delle quali le informazioni precedentemente ottenute vengono affinate mediante processi di cancellazione di informazioni superflue o errate o di integrazione di informazioni aggiuntive (Gernsbacher e Faust, 1991).

L'analisi della conversazione

Il discorso è prevalentemente una forma di comunicazione che procede da un locutore in direzione di uno o più ascoltatori o lettori. In questa forma di testo orale è evidente un marcato carattere di unidirezionalità, fermo restando che anche durante una conferenza molto formale possono esistere feedback (non verbali) da parte degli ascoltatori che costringono il locutore a modulare il proprio discorso e correggere le sue affermazioni. Ciò rende conto ovviamente degli alti livelli di complessità formale descritti nei paragrafi precedenti. La conversazione è invece uno scambio comunicativo in cui due o più interlocutori interagiscono fra loro in modi diversi in base al tipo specifico di conversazione cui si partecipa (interviste, interrogazioni, colloqui faccia a faccia o telefonici, richieste o anche conversazioni didattiche ed interazioni terapeutiche) ovvero in base alle finalità che i singoli partecipanti si prefiggono. Ciò pone il problema di come tener conto del carattere interattivo nell'analisi di questa forma di discorso. Nonostante questa inerente difficoltà, è da tener presente che produrre atti comunicativi efficaci nella conversazione è un parametro fondamentale dell'analisi del comportamento comunicativo di un parlante dal momento che il successo nella conversazione determina in maniera consistente il suo stigma sociale e la sua eventuale condizione di handicap (Goffman, 1964). È pertanto facilmente comprensibile come l'analisi della conversazione possa essere diventata un momento importante nello studio del comportamento comunicativo di soggetti con disturbo del linguaggio potendo fornire informazioni preziose su come un particolare deficit di elaborazione del discorso si rifletta sul comportamento comunicativo. Tuttavia l'approccio dell'analisi della conversazione non costituisce un filone di ricerca omogeneo nonostante unanimemente gli studiosi in questo campo abbiano cercato di far riferimento a principi generali che si presuppongono sottendere l'organizzazione dello scambio conversazionale.

Nella letteratura sulla pragmatica del discorso e della conversazione sono facilmente identificabili almeno due filoni di ricerca. Il primo fa riferimento ai principi della conversazione mutuati dalla filosofia del linguaggio come la teoria degli atti comunicativi di Searle (1969) o la teoria delle massime conversazionali di Grice (1975) o il principio della rilevanza di Sperber e Wilson (1988). Questi studi hanno certamente il merito di aver individuato dei principi generali (regole) che sottendono l'organizzazione dello scambio conversazionale. Ad esempio, nel tentativo di definire la modalità con cui nelle conversazioni avviene lo scambio di informazioni, Grice (1975) ha postulato l'esistenza di un **principio di cooperazione** in base al quale il contributo che gli interlocutori danno nella conversazione deve non solo essere adeguato alla situazione comunicativa stessa, alle sue coordinate spaziali (il luogo e la situazione in cui avviene) e temporali (il momento in cui ha luogo) e alle sue finalità (gli scopi da perseguire con l'atto comunicativo), ma deve anche rispettare una serie di aspettative condivise o **massime conversazionali**. La *massima di quantità* stabilisce che nel corso di una conversazione il locutore deve evitare di veicolare una quantità eccessiva o troppo esigua di informazioni. La *massima di qualità* richiede che il locutore si conformi al principio di verità, che cioè dica la verità, non menta e non asserisca cose di cui non sia pienamente sicuro. La *massima di pertinenza* stabilisce che il discorso del locutore sia sempre pertinente con quello che vuole comunicare. La *massima di modo*, infine, richiede che l'informazione da comunicare venga veicolata in modo appropriato e ben strutturato. Il processo inferenziale che consente di adattare queste massime conversazionali al reale contesto comunicativo viene da Grice definito **implicatura conversazionale**. Questo assunto è stato utilizzato da ricercatori per definire categorie di analisi utili a descrivere alcuni aspetti della conversazione. Uno di questi aspetti è sicuramente la continua variazione delle tematiche che vengono di volta in volta introdotte dagli interlocutori e che quindi modificano continuamente il contesto della conversazione. Naturalmente l'introduzione di nuove tematiche non può avvenire in modo caotico ma deve rispettare alcuni principi pragmatici come la loro pertinenza con l'argomento di cui si sta parlando ovvero il "topic" della conversazione. I principi della conversazione di Grice (1975) permettono una descrizione di questi aspetti e di conseguenza hanno avuto importanti ripercussioni per l'analisi del discorso del cerebroleso (si veda ad esempio il lavoro di Bloom e coll., 1992), così come la teoria degli atti del linguaggio (Searle, 1975) ha costituito il punto di riferimento per la formulazione di importanti sistemi di analisi della conversazione come i "protocolli pragmatici" di Prutting e Kirchner (1984) o Penn (1988, vedi Capitolo 3).

Tuttavia, alcune considerazioni mettono in evidenza come questo tipo di analisi sia insufficiente a caratterizzare lo scambio dei messaggi nella conversazione naturale. Ad esempio, risultati di lavori sperimentali svolti nel corso degli ultimi trent'anni suggeriscono che il modello proposto da Grice (1975) sia in realtà troppo generico. In particolare, Clark e Wilkes-Gibbs (1986), riferendo i risultati di un esperimento mirato ad esaminare la natura della referenza nel corso delle normali interazioni comunicative, suggeriscono un modello di cooperazione comunicativa basato su un principio da essi definito di reciproca responsabilità. Secondo questo **principio della reciproca responsabilità** (Clark e Wilkes-Gibbs, 1986) la conversazione è resa possibile da un accordo progressivo tra locutore ed ascoltatore sul modo ottimale con cui procedere nello scambio. Gli autori hanno infatti dimostrato che, in compiti di comunicazione referenziale (identificare un referente tra distrattori), il locutore propone una sua identificazione verbale del referente che l'ascoltatore può accettare come sufficiente e valida. Tuttavia, l'ascoltatore può segnalare l'inadeguatezza del messaggio ricevuto ed il locutore, in tal caso, riformulerà il suo messaggio introducendo nuovi temi, elaborando una nuova strategia di identificazione del referente e così via fino a che l'ascoltatore non si dichiarerà soddisfatto. Nel far questo il locutore non elabora i suoi messaggi solo in funzione delle proprie conoscenze ma anche sulla base della risposta ricevuta dall'ascoltatore. Inoltre, una volta raggiunto un accordo sulla maniera migliore di identificare verbalmente il referente, locutore ed ascoltatore utilizzeranno l'espressione verbale su cui si sono progressivamente accordati. Centrale è quindi la nozione di **contributo**: per *contributo* si intende un insieme di enunciati che mirino a stabilire, mediante uno o più scambi di battute tra gli interlocutori, un accordo sull'intenzione comunicativa che il locutore vuole trasmettere e l'ascoltatore accetta come valida.

Ciò naturalmente sposta la cornice di riferimento mediante la quale procedere all'analisi della conversazione. Quest'ultima, infatti, non consiste più nell'analisi degli enunciati del locutore secondo parametri mutuati da regole formulate a priori, ma cerca di estrapolare dai comportamenti di entrambi i partecipanti alla conversazione i meccanismi con cui si accordano progressivamente su intenzioni e contenuti. In tal modo anche la conversazione più salottiera risulta alla fine non il risultato di un atteggiamento psicologico particolare dei partecipanti ma "**una sequenza ordinata di interventi**" (Atkinson e Heritage, 1984). L'assunto di partenza di ogni analisi della conversazione è che gli interlocutori tendono a rispettare alcune convenzioni implicite determinate socialmente ed acquisite spesso in modo inconscio nel corso della loro formazione. Di conseguenza uno degli obiettivi primari dell'analisi della conversazione consiste nel tentativo di determinare quali siano e come funzionino questa sorta di "regole non dette".

Basandosi su questo presupposto, gli studiosi della conversazione hanno rivolto la loro attenzione su fenomeni come il *"turn taking"*, cioè le regole dello scambio del turno di parola, il principio delle "coppie adiacenti", cioè come un messaggio sia prevedibile sulla base di quello che lo ha preceduto, o il *"repair"*, ovvero le strategie che nella conversazione vengono ad essere messe in atto per ovviare a messaggi parzialmente inefficaci (Jefferson, 1973; Sacks e coll., 1974; Schlegoff e coll., 1977). Inoltre, l'analisi della conversazione costituisce uno dei pochi approcci allo studio del linguaggio naturale che tenga conto di fenomeni apparentemente marginali dell'interazione comunicativa come le pause, le ripetizioni e le "false partenze" che generalmente sono tenute ai margini dell'analisi del discorso (Milroy e Perkins, 1992). Il potenziale dell'analisi della conversazione è ovviamente enorme perché, ad esempio nel caso dell'afasia o altre cerebrolesioni con disturbo della comunicazione, consente di studiare in *corpora* di conversazioni di pazienti l'impatto delle difficoltà di linguaggio sul comportamento comunicativo e gli eventuali meccanismi di adattamento/compenso (Milroy e Perkins, 1992; D'Amico e coll., 1999). Da ciò deriva l'interesse crescente per questo approccio ai disturbi comunicativi del cerebroleso dei cui contributi si discuterà nei capitoli seguenti.

Conclusioni

In questo capitolo abbiamo visto che il discorso può assumere forme differenti. Può raggiungere infatti alti livelli di strutturazione formale e richiedere pertanto analisi di aspetti formali e di organizzazione concettuale del contenuto, ovvero può manifestarsi in forme altamente interattive.

I processi di comprensione e di produzione discorsiva possono essere concepiti come il risultato di una complessa interazione tra diversi livelli di elaborazione. Come risulterà chiaro dal capitolo seguente, la suddivisione teorica tra livello di elaborazione intrafrastica o microlinguistica ed il livello di elaborazione interfrastico, o macrolinguistico, è risultata operativamente utile per descrivere il comportamento linguistico dei soggetti cerebrolesi.

Un secondo approccio allo studio del comportamento comunicativo in contesto del cerebroleso è l'analisi della conversazione, introdotta inizialmente da ricercatori interessati alle forme di interazione comunicativa faccia a faccia. Questo campo di ricerca si è rivolto al tentativo di definire in che maniera i partecipanti alla conversazione comprendano e realizzino atti comunicativi introducendo particolari metodologie di analisi di campioni di conversazione naturale. Lo scopo dell'analisi della conversazione non è tanto quello di determinare la struttura linguistica e/o il contenuto concettuale del discorso prodotto da due o più interlocutori, quanto quello di individuare la struttura organizzativa delle sequenze conversazionali. Facendo riferimento a parametri elaborati in questo ambito concettuale, l'analisi del discorso cerca di individuare regole del comportamento comunicativo e permette quindi di generare inferenze su come modificazioni del discorso in patologie neurologiche possano riflettersi sul comportamento comunicativo del paziente.

Capitolo 2
L'analisi del discorso e della conversazione nel cerebroleso adulto

L'analisi del discorso e della conversazione è utile per caratterizzare pattern differenti di deficit comunicativo nel cerebroleso

Intorno al 1980 alcuni lavori impongono all'attenzione dei neuropsicologi una evidente dissociazione nel comportamento comunicativo dei soggetti afasici. Holland (1982) ad esempio esaminava il comportamento comunicativo di 40 pazienti con afasia cronica in situazione di conversazione naturale e metteva in evidenza che solo una limitata percentuale di questi pazienti partecipava alla conversazione in maniera inadeguata, vale a dire cercava di inviare molti messaggi di cui solo una piccola percentuale risultava efficace nel dare un reale contributo allo scambio comunicativo. Per la maggior parte dei pazienti era invece possibile osservare che i tentativi di comunicazione erano appropriati al tema ed apportavano un contributo efficace. Inoltre la possibilità di un paziente di produrre messaggi significativi non era correlata alla severità del disturbo afasico ma piuttosto alla possibilità da parte del paziente di utilizzare contemporaneamente più strategie comunicative. Nel 1980, Prinz aveva esaminato in tre pazienti con grave afasia (afasia di Broca, globale o di Wernicke rispettivamente) la capacità di produrre particolari atti comunicativi in situazione di interazione comunicativa naturale. Egli ad esempio dava ai pazienti una matita spuntata e gli chiedeva di scrivere qualcosa ovvero avvicinava il paziente parlandogli in una lingua straniera. Ciò gli permetteva di verificare la capacità del paziente di comunicare il bisogno di avere una matita con la punta oppure la sua incapacità di capire la lingua con cui l'esaminatore gli si rivolgeva. Lo studio metteva in evidenza che i pazienti, nonostante il loro grave deficit di elaborazione di linguaggio, riuscivano ancora a comunicare all'interlocutore le loro intenzioni in modo relativamente adeguato.

I due lavori citati sono certamente molto criticabili sul piano dell'analisi. Entrambi ad esempio individuano "l'efficacia" del discorso semplicemente in base al fatto che l'ascoltatore avesse compreso il messaggio inviato dal paziente senza entrare nel merito della forma del messaggio stesso. Tuttavia, entrambi i lavori proponevano all'attenzione dei neuropsicologi una possibile dissociazione nei pazienti con afasia tra competenza comunicativa e competenza linguistica, intendendo per la prima la capacità di generare un comportamento comunicativo appropriato al contesto e per la seconda la capacità di elaborare frasi a livello fonologico, lessicale e sintattico. Concordi con questa interpretazione sono i risultati di un terzo lavoro apparso nello stesso anno ad opera di Yorkston e Beukelman che analizzava campioni di linguaggio di pazienti afasici elicitati mediante presentazione della figura del *Cookie Theft* (BDAE, Goodglass e Kaplan, 1983). Utilizzando una misura funzionale del contenuto informativo (*Content Unit*, CU = unità di contenuto informativo menzionate da un gruppo di soggetti normali), misure di fluenza verbale e di velocità di produzione delle informazioni (CU/minuto), gli autori mettevano in evidenza che le misure erano in grado di distinguere soggetti con afasia lieve da quelli con afasia moderata e questi ultimi da quelli con afasia grave. Tuttavia, solo gli afasici più gravi inclusi nello studio presentavano un discorso con significativa riduzione del contenuto informativo, mentre quelli con afasia lieve o moderata, nonostante la ridotta fluenza verbale, presentavano linguaggio con contenuto informativo adeguato. Ancora una volta, tuttavia, venivano utilizzate solamente misure funzionali, mentre altri aspetti dell'organizzazione microlinguistica del discorso (ad esempio l'organizzazione sintattica) non erano presi in considerazione. Tuttavia, questo lavoro proponeva indirettamente una sostanziale dissociazione tra abilità di elaborazione intrafrasale del discorso ed alcuni aspetti della capacità di elaborazione macrostrutturale come il contenuto informativo del linguaggio. È interessante notare che nel 1988, utilizzando lo stesso metodo, Ehrlich esaminava campioni di linguaggio di soggetti con esiti di trauma cranico chiuso con prestazioni normali alla valutazione afasiologica. Egli partiva dall'osservazione di molti autori che questi pazienti non mostrano difficoltà di elaborazione intrafrasale del linguaggio come indicato da una prestazione normale alla valutazione afasiologica ma il loro discorso appare prolisso, poco informativo, caratterizzato da scarsi legami coesivi, esitante e spesso ricco di elementi irrilevanti. Ehrlich nel suo lavoro metteva in evidenza che i soggetti traumatizzati presentavano fluenza e produzione di CU normali. Tuttavia la loro produzione di unità informative era rallentata (CU/min) come se il paziente avesse bisogno, per veicolare la stessa quantità di informazione, di più tempo e più parole (dal momento che la fluenza era normale). Inoltre l'organizzazione dell'informazione era discutibile dal momento che il loro discorso conteneva informazioni non-essenziali e che la presenza di queste era inversamente proporzionale alla velocità di produzione di informazioni rilevanti. Queste ed altre evidenze cliniche (vedi Coelho e coll., 1994 per una rassegna) suggeriscono un pattern di deficit di discorso nei pazienti traumatizzati differente da quello di una consistente quota di pazienti con afasia dal momento che le abilità di elaborazione intrafrasale del discorso sono preservate mentre alcuni degli aspetti organizzativi macrostrutturali come il contenuto informativo sono compromessi. Questa doppia dissociazione rinviava ovviamente ad una descrizione più appropriata di questi aspetti del discorso nelle due popolazioni di pazienti ed alla necessità nella pratica clinica di valutare adeguatamente nel paziente cerebroleso i differenti livelli di elaborazione del discorso. Ciò allo scopo di definire in maniera ottimale la natura del suo deficit comunicativo, elaborare strategie terapeutiche mirate e monitorare nel tempo gli effetti del trattamento.

Introduzione di paradigmi sperimentali per l'analisi dell'elaborazione del linguaggio in contesto in soggetti cerebrolesi

A cavallo degli anni '80 un secondo fenomeno diventava evidente nella letteratura afasiologica. Nel 1977 Winner e Gardner esaminavano la comprensione di espressioni metaforiche in soggetti cerebrolesi presentando loro frasi del tipo "ha un cuore grande così" e chiedendo di indicare la figura corrispondente alla frase. Le figure includevano, oltre alla risposta corretta "un uomo generoso che fa l'elemosina", distrattori non correlati e un distrattore letterale come "un uomo con un grande cuore disegnato sulla camicia". Gli autori mettevano in evidenza che i soggetti afasici davano, al pari dei normali, una interpretazione metaforica dell'espressione verbale mentre i soggetti con lesione emisferica destra davano una interpretazione letterale dell'enunciato indicando la figura con l'uomo con il grande cuore disegnato sulla camicia. Ciò indicava che i soggetti afasici rimangono abbastanza sensibili al contesto naturale di uso delle espressioni verbali metaforiche. Al contrario i soggetti con danno emisferico destro sembrano utilizzare nell'elaborazione del linguaggio prevalentemente competenze di ordine linguistico intrafrasale.

La sensibilità dei soggetti afasici ai contesti di apparizione di alcune espressioni linguistiche veniva ribadita da un lavoro di Stachowiak e collaboratori dello stesso anno. Questi autori presentavano a soggetti con lesione emisferica monolaterale (afasici e cerebrolesi destri) brevi raccontini composti di quattro frasi, come il seguente:

> *"Giovanni incontra gli amici la sera. Decidono di giocare a poker.*
> *Giovanni perde. Gli amici gli tolgono anche la camicia".*

Il compito questa volta consisteva nell'indicare il contenuto della storiella indicando la figura *target* tra cinque alternative che includevano ancora una volta, oltre al target "un uomo perde al gioco", un distrattore letterale "un uomo seduto al tavolo a cui viene tolta la camicia". Gli autori, in una seduta separata, davano un ulteriore compito ai loro pazienti: essi presentavano solo la terza frase e chiedevano di indicare la figura corrispondente. I risultati mostravano che i pazienti con afasia lieve o moderata presentavano errori nel compito di comprensione della frase singola ma avevano prestazioni normali nel compito di comprensione di brani. Viceversa i soggetti con danno emisferico destro commettevano nel compito di comprensione dei raccontini numerosi errori indicando il distrattore letterale. Ciò confermava da un lato la sensibilità dei soggetti afasici alla interpretazione contestuale di espressioni idiomatiche ed indicava inoltre una preservata elaborazione del contenuto dei brani a fronte di difficoltà di elaborazione delle frasi che li compongono. Infine, Wilcox e coll. (1978) presentavano a soggetti afasici delle scenette videoregistrate. In una di queste, mentre due attori sedevano in una stanza conversando, ad un tratto squillava il telefono ed uno dei due chiedeva all'altro "vuoi rispondere?". Metà delle scenette si concludevano in accordo con la natura della frase prodotta dal locutore (richiesta indiretta), cioè l'altro diceva "Sì!" e rispondeva al telefono; nell'altra metà il soggetto produceva una risposta incongruente con la richiesta ricevuta: diceva "Sì" ma continuava a conversare. Compito del paziente era di dire se il comportamento del soggetto che aveva ricevuto la richiesta indiretta era stato corretto. I risultati mettevano in evidenza che i soggetti afasici possono avere, nonostante il loro rilevante deficit di elaborazione sintattico-lessicale, prestazioni normali in compiti che richiedono interpretazioni contestuali di richieste indirette. In una replica dell'esperimento, Hirst e coll. (1984) hanno presentato a pazienti afasici, controlli normali e pazienti cerebrolesi destri richieste la cui interpretazione poteva essere di volta in volta letterale o indiretta in funzione della situazione contestuale. I dati mettevano in evidenza che gli afasici presentavano prestazioni normali con le richieste indirette ed errori nell'interpretazione letterale mentre il pattern opposto era evidente nei cerebrolesi destri.

Considerati complessivamente, i lavori summenzionati hanno introdotto nella ricerca neuropsicologica in tema di elaborazione del discorso due elementi di cruciale importanza. Il primo è costituito dall'interesse per il differente ruolo che il danno di ciascuno dei due emisferi può avere sul comportamento comunicativo e sulla elaborazione dei messaggi dei pazienti con danno emisferico. Ad esempio, in base ai dati dei lavori menzionati il danno emisferico sinistro comporta una difficoltà di elaborazione intrafrasale del discorso pur non comportando necessariamente una difficoltà di interpretazione contestuale. Viceversa, il danno emisferico destro può comportare difficoltà di elaborazione contestuale anche in assenza di deficit di natura afasica. Questa possibile dissociazione offriva lo spunto per approfondire con i metodi tipici della neuropsicologia (ivi inclusi i metodi di neuroimaging, Bottini e coll., 1994; Ferstl e Von Cramon, 2001), l'organizzazione dei differenti livelli di elaborazione del discorso. Il secondo elemento di interesse è costituito dal fatto che gli stessi studi hanno introdotto nella ricerca sul deficit di comunicazione nel paziente cerebroleso paradigmi sperimentali e metodi di indagine che fanno esplicito riferimento ai modelli cognitivi dell'elaborazione del discorso e ciò permette una più dettagliata descrizione del loro disturbo comunicativo. In effetti, un elemento di interesse di questi lavori è costituito dal fatto che non limitare l'analisi del discorso alla semplice elaborazione intrafrasale ha permesso di evidenziare in soggetti virtualmente esenti da deficit di linguaggio (ad esempio i cerebrolesi destri) disturbi comunicativi potenzialmente invalidanti ma non rilevabili con comuni batterie afasiologiche. Inoltre, grazie a questi metodi, diventava anche possibile definire in maniera più dettagliata patologie della comunicazione prima interpretate in termini esclusivamente di deficit di elaborazione intrafrasale, ad esempio i pazienti con demenza di Alzheimer o i traumatizzati cranici (vedi oltre).

Nei successivi paragrafi cercheremo di descrivere questo percorso della ricerca neuropsicologica illustrando come il filone di ricerca "abilità discorsive" abbia contribuito a definire il deficit comunicativo in differenti patologie. Il lettore terrà in ogni caso presente che il nostro scopo rimane fondamentalmente clinico e, pertanto, la nostra trattazione sarà più orientata a descrivere come i differenti metodi di indagine siano stati utilizzati nelle differenti patologie che non ad entrare nel merito dei differenti modelli neurolinguistici e cognitivi di elaborazione del discorso o del ruolo che differenti aree cerebrali possono avere nell'elaborazione dei differenti livelli del discorso stesso.

Le abilità discorsive nel paziente afasico

Le abilità discorsive del paziente afasico hanno ricevuto molta attenzione nella letteratura afasiologica. Abbiamo già ricordato i risultati del lavoro di Yorkston e Beukelman (1980) che evidenziava una sostanziale normalità del contenuto informativo nei pazienti con afasia lieve o moderata. Nello stesso anno, un lavoro di Berko-Gleason e collaboratori era meno ottimista sulle possibilità di questi pazienti di produrre messaggi verbali adeguatamente informativi. Questi autori esaminarono le prestazioni di un piccolo gruppo di pazienti afasici fluenti e non-fluenti in un compito di racconto di storie illustrate da una sequenza di figure. Essi mettevano in evidenza una riduzione importante di "target lexemes", cioè degli elementi lessicali che nel discorso veicolano informazione, della complessità sintattica nonché della appropriatezza referenziale dei loro enunciati. Ad esempio, essi facevano notare che molto spesso i loro pazienti avevano usato pronomi senza averne definito il referente. Quest'ultimo dato portava gli autori a concludere che i loro pazienti sono poco competenti sul piano informativo in quanto, nell'identificare il referente, non sono in grado di prevedere le necessità dell'interlocutore (Berko-Gleason e coll., 1980). Una possibile interpretazione potrebbe essere che i due studi qui descritti giungono a conclusioni divergenti perché hanno incluso pazienti di gravità differente, cioè che i pazienti con afasia moderata dello studio di Yorkston e Beukelman (1980) avevano un deficit meno grave di quello dei pazienti dello studio di Berko-Gleason e coll. (1980)[7], ovvero che i due studi utilizzavano metodi di analisi differente.

Una risposta parziale ai due quesiti viene da lavori di Ulatowska e coll. (1981, 1983) che esaminarono racconti e campioni di linguaggio in compiti di discorso procedurale di pazienti afasici con un metodo di analisi multi-dimensionale che fa esplicito riferimento ai modelli di elaborazione del testo discussi nel precedente capitolo (Kintsch e Van Dijk, 1978). Gli autori, infatti, mettevano in evidenza che il linguaggio dei loro pazienti con afasia moderata conteneva meno informazioni (riduzione degli episodi presenti nel racconto) e i loro enunciati erano meno adeguati sul piano sintattico-lessicale. Tuttavia gli autori facevano notare che gli elementi di base del racconto erano preservati e che i pazienti erano capaci di comunicare gli elementi fondamentali del racconto (prologo introduttivo, evento centrale e risoluzione) ed i loro corretti rapporti temporali, e ciò indicava che la struttura delle narra-

---

[7] Non vogliamo entrare nel merito del dibattito sul fino a che punto questa competenza discorsiva è preservata nel paziente con afasia e quale sia la relazione tra la sua competenza nell'elaborare aspetti soprasegmentali del discorso ed elaborazione frasale [si rinvia a Bates e coll., (1983); ed a Carlomagno, (2002) per una discussione analitica dei dati di Berko-Gleason e coll., (1980)].

tive in un gran numero di pazienti afasici è sostanzialmente preservata. Ciò è in accordo con i dati di Huber e Gleber (1982), che hanno messo in evidenza che i loro pazienti con afasia lieve o moderata erano in grado di mettere nell'ordine appropriato le frasi di una storiella (o le figure che la illustravano), ed i dati di Armus e coll. (1989) che hanno evidenziato che soggetti con afasia lieve o moderata mostrano adeguata conoscenza dello sviluppo (sequenza di eventi o script) di situazioni abituali della vita quotidiana come ad esempio l'andare al ristorante.

La ricerca in tema di discorso del paziente afasico è certamente il settore che più di tutti ha avuto ripercussioni operative sullo sviluppo di metodi di analisi per lo studio delle abilità discorsive nel paziente cerebroleso. Questa ricerca si è sviluppata essenzialmente in due filoni di studio. Il primo di questi ha focalizzato la sua attenzione su come quantificare aspetti formali (accuratezza e complessità sintattica, ricchezza morfo-lessicale) del linguaggio prodotto dai pazienti in conversazione o in compiti di racconto o descrizione di figure. Tra i tentativi che si ispirano a questa ipotesi è da ricordare il *Language Assessment and Screening Procedure* (LASP, Crystal e coll., 1976), inizialmente usato per descrivere gli aspetti sintattico-grammaticali del linguaggio spontaneo infantile e successivamente molto utilizzato con pazienti afasici (Penn, 1988) ed il sistema di analisi psicolinguistica di Wagenar e coll. (1975), applicato con successo allo studio dell'evoluzione nel tempo del linguaggio di pazienti afasici in corso di trattamento. Ulteriori esempi di sistemi di analisi sono stati forniti dal lavoro del gruppo della Obler sui campioni di linguaggio ottenuti con la figura del Cookie Theft (vedi Haravon e coll., 1994 per una discussione estensiva) e dal lavoro del gruppo di Saffran (*Quantitative Analysis of Agrammatic Production*, QAAP, Saffran e coll., 1989). Nel complesso questi lavori hanno messo in evidenza che alcune delle misure di elaborazione sintattica e morfo-lessicale utilizzate avevano un elevato potere diagnostico perché si prestavano a discriminare tra afasici e controlli nonché a definire componenti particolari della sindrome afasica. Ad esempio Rochon e coll. (2000) hanno recentemente dimostrato che l'esame di campioni di linguaggio in soggetti agrammatici con il QAAP è riproducibile e permette una diagnosi molto accurata delle componenti del sintomo agrammatico nel discorso di afasici non fluenti. Allo stesso modo, Nicholas e Brookshire (1986) ed Hier e coll. (1985) sono riusciti a dimostrare che l'analisi del discorso può discriminare tra pazienti (afasici fluenti e dementi) che presentano entrambi linguaggio con ridotto contenuto lessicale ("linguaggio vuoto"), perché i dementi presentano più frasi vuote e congiunzioni mentre gli afasici presentano più parafasie fonologiche e lessicali (semantiche e verbali) (si veda anche Glosser e Deser, 1990). Tuttavia nella maggior parte di questi sistemi di analisi non altrettanta attenzione è stata dedicata alla valutazione quantitativa della elaborazione macrostrutturale del discorso. A parte i lavori del gruppo di Ulatowska sopra menzionati ed altre sporadiche eccezioni, questo livello di analisi nel caso dell'afasia è stato abitualmente affrontato facendo riferimento a scale di valutazione subiettiva da applicarsi a campioni di conversazione nell'ambito dei cosiddetti protocolli pragmatici (vedi per una descrizione Carlomagno, 2002). Ad esempio Bloom e coll. (1999) hanno proposto di analizzare campioni di linguaggio spontaneo di soggetti afasici e cerebrolesi destri valutando sei aspetti pragmatici del discorso (Concisione, Selezione lessicale, Quantità, Rilevanza, Specificità e Aderenza all'argomento). Questi aspetti sono stati elaborati in riferimento alle massime della conversazione di Grice (vedi Capitolo 1). Nell'analisi ognuno di questi aspetti viene valutato su una scala di appropriatezza a cinque punti. Gli autori riescono ad evidenziare una elevata riproducibilità della scala nonché il fatto che i sei aspetti corrispondono a tre dimensioni principali del discorso in soggetti normali: contenuto, unità concettuale e concisione (vedi anche Glosser e Deser, 1990, per un simile approccio). Tuttavia il lavoro di Bloom e coll. (1999) non affronta il significato diagnostico dei punteggi ottenuti, cioè se questi discriminano tra pazienti e controlli e tra pazienti con differente patologia.

Più significativi sotto questo aspetto sono i risultati ottenuti da quei lavori che hanno fatto riferimento a misure funzionali di informatività. Abbiamo già ricordato come questo concetto sia stato utilizzato operativamente da Yorkston e Beukelman (1980) per definire indici diagnostici del contenuto informativo veicolato da campioni di linguaggio di pazienti afasici (numero di Unità di Contenuto e numero di Unità di Contenuto/minuto). Un ulteriore elaborazione clinica di questo concetto è la cosiddetta Unità Informativa Corretta (*Correct Informative Unit*, CIU, Nicholas e Brookshire, 1993) definita come "ogni parola che nel campione è intelligibile, accurata in relazione allo stimolo di elicitazione, nonché rilevante ed informativa circa il contenuto della figura" (pag. 348). Misure complementari alla CIU sono costituite dal numero di parole del campione, dal numero di parole al minuto, dal numero di CIU al minuto e dal rapporto tra CIU e numero di parole del campione (%CIU). Gli autori sono riusciti a dimostrare che queste misure possono essere utilizzate con differenti tipi di stimoli (figure singole o sequenze di figure illustranti una storiella) e che, se applicate a campioni di 400-500 parole sono molto stabili nel senso che ripetute valutazioni di uno stesso paziente danno luogo a punteggi ampiamente sovrapponibili (Brookshire e Nicholas, 1994). Infine, le misure hanno un elevato potere diagnostico nel senso che il punteggio del CIU/minuto o l'uso combinato delle misure di fluenza verbale (parole al minuto) e di %CIU classifica accuratamente il 90% dei soggetti afasici (per ulteriori riflessioni sulle potenzialità di questo tipo di analisi si rimanda al Capitolo 3).

Dati questi vantaggi il metodo proposto da questo gruppo (o metodi ad esso collegati concettualmente) è diventato abbastanza diffuso nella pratica clinica particolarmente tra gli autori interessati a valutare gli effetti di terapie del disturbo di discorso nei soggetti afasici. Si tenga infatti presente che Avent e coll. (1998) hanno messo in evidenza che le misure fornite da questo metodo di valutazione del contenuto informativo del discorso sono in grado di predire le loro prestazioni al *Boston Diagnostic Aphasia Examination* (BDAE, Goodglass e Kaplan, 1983), al *Communicative Abilities in Daily Life* (CADL, Holland, 1980) ed al *Porch Index of Communicative Abilities* (PICA, Porch, 1969). Inoltre, a testimonianza del valore ecologico di queste misure, le modificazioni del discorso a seguito di terapia messe in evidenza con questo metodo vengono percepite da ascoltatori non esperti (Ross e Wertz, 1999; Jakobs, 2001).

Ciò spiega perché, pur essendo possibili misure numeriche di competenza discorsiva macrostrutturale (vedi dopo gli esempi relativi a Ripich e Terrell, 1988 per la demenza; Davis e coll., 1997 o Marini e coll., 2004a per i cerebrolesi destri) in effetti una soluzione adottata da molti autori è quella di combinare dati concernenti aspetti formali dell'organizzazione del discorso a livello intrafrasale e dati derivati dall'analisi funzionale del suo contenuto informativo.

Un lavoro che esemplifica questa tendenza è certamente quello di Shewan (1988) che ha messo a punto un sistema di analisi quantitativa del linguaggio spontaneo prodotto dai pazienti in compiti di descrizione di figure (*Shewan Spontaneous Language Analysis*, SSLA). Il campione viene analizzato nei termini di numero di enunciati che lo compongono, tempo di eloquio e numero di sillabe per minuto. Ulteriori misure riguardano la lunghezza degli enunciati ed il numero di frasi complesse e forniscono indici di appropriatezza grammaticale. L'analisi prende poi in esame gli errori morfo-lessicali o sintattici, il numero di espressioni parafasiche e le ripetizioni di parole singole o sillabe o fonemi la cui occorrenza viene conteggiata numericamente. La Shewan mise in evidenza che questi indici discriminano adeguatamente tra pazienti afasici e controlli normali. Nel SSLA non sono tuttavia presenti misure per la valutazione degli aspetti macrostrutturali del discorso. Per questo scopo vengono utilizzate misure funzionali relativamente al contenuto semantico del campione mediante il conteggio delle Unità di Contenuto utilizzando lo stesso criterio di Yorkston e Beukelman (1980) ed il computo di un indice di efficienza intendendo per quest'ultimo il numero di Unità di Contenuto per minuto. Come è possibile notare, il metodo cerca di riassumere in una serie di parametri una descrizione formale ed al tempo stesso funzionale del campione di linguaggio prodotto dal paziente.

Prima di chiudere questa breve rassegna sull'uso di metodi di analisi del discorso in afasiologia vogliamo ricordare altri tre aspetti di interesse dell'applicazione dell'analisi del discorso a campioni di linguaggio di pazienti afasici. Un primo aspetto è costituito da come valutare l'occorrenza di errori nel campione come le false partenze, la presenza di termini vaghi o *passe-partout* (come il termine "cosa" per indicare qualsiasi oggetto), ripetizioni non necessarie, commenti irrilevanti fino alla presenza di neologismi. Numerosi lavori hanno messo in evidenza che l'occorrenza di questi errori ha un elevato potere diagnostico (Hier e coll., 1985; Nicholas e Brookshire, 1986; Brookshire e Nicholas, 1995) e ciò permette di utilizzarli nella diagnosi e nella valutazione del paziente afasico o del deficit di comunicazione nei dementi.

Un secondo aspetto è costituito dall'accuratezza con cui gli elementi tematici di un racconto o di una descrizione sono espressi nel campione di linguaggio analizzato. In altre parole, i metodi che misurano l'informatività di un campione di linguaggio ci dicono che il paziente ha menzionato un tema rappresentato sulla figura da descrivere (ad esempio, la donna che lava i piatti nella figura del Cookie Theft) ma poco ci dicono su quanto questa citazione sia stata adeguata. Partendo da questa osservazione, Nicholas e Brookshire (1995) hanno introdotto a questo riguardo un ulteriore criterio di analisi che valuta l'accuratezza delle singole citazioni mediante quattro categorie: Completa/Accurata, (ad esempio, "la donna lava i piatti");

Completa/Inaccurata, (ad esempio, "la donna lavano ... i piatti"); Incompleta, (ad esempio, "una donna..."); ed Assente. Gli autori hanno messo in evidenza che i pazienti con afasia lieve o moderata non sono distinguibili dai controlli normali per il numero di citazioni totali (vedi anche Yorkston e Beukelman, 1980) ma sono identificabili per l'aumento delle citazioni giudicate Complete/Inaccurate.

Abbiamo già ricordato gli esperimenti che hanno valutato negli afasici la comprensione di particolari aspetti del linguaggio in contesto come le richieste indirette o il linguaggio metaforico. Facendo riferimento ai modelli di elaborazione macrostrutturale dei testi discussi nel Capitolo 1, altri autori hanno esplorato se, negli afasici, la comprensione degli elementi tematici di un racconto sia dipendente dalla comprensione del suo contenuto proposizionale, vale a dire se la comprensione di un brano dipenda dalla comprensione del contenuto delle singole frasi che lo compongono. Ad esempio, Caplan e Evans (1990) hanno esaminato fino a che punto la complessità sintattica determinasse in questi pazienti una ridotta comprensione di frasi singole e di storie. Gli autori hanno messo in evidenza che un aumento della complessità sintattica aveva un effetto negativo sulla comprensione di frasi mentre non produceva ridotta comprensione di racconti. Ciò è in accordo con i dati di Pasheck e Brookshire (1982) e di Wegner e coll. (1984) secondo i quali comprensione di frasi singole e comprensione di brani possono dissociare nel senso che molti afasici presentano una comprensione di brani assolutamente non predicibile sulla base della loro comprensione di parole singole e frasi (vedi anche Stachowiak e coll., 1977 discusso sopra). La migliore prestazione dei pazienti afasici in compiti di comprensione di brani rispetto alla elaborazione intrafrasale viene abitualmente attribuita all'uso da parte di questi ultimi di strategie di tipo "top down" consistenti nell'utilizzo della propria conoscenza del mondo per decifrare meglio il contenuto proposizionale degli enunciati. Concordi con questa interpretazione sono i dati di Pierce e collaboratori (Pierce e Beekman, 1985; Cannito e coll., 1986; Hough e coll., 1989). In una serie di lavori questi autori hanno messo in evidenza che la comprensione sintattica degli enunciati nei pazienti afasici è influenzata significativamente dalla presentazione della frase in contesto. Ad esempio la frase "il cavaliere è baciato dalla regina" è compresa molto meglio se presentata in un raccontino in cui si dice che la regina ama segretamente il cavaliere. Questo effetto non sembra essere legato ad una semplice "ridondanza" del brano rispetto alla frase (il fatto, cioè, che uno stesso argomento venga citato più volte), in quanto un brano che contenga informazioni generiche sui due protagonisti, ad esempio che il cavaliere e la regina passeggiavano in giardino, non ha lo stesso effetto facilitante. Ciò indica che l'effetto facilitante è legato al fatto che fornire l'informazione "regina innamorata del cavaliere" rende possibile al paziente fare una predizione su chi prenderà l'iniziativa di dare il bacio all'altro ed utilizzare tale predizione per comprendere meglio la frase *target* "la regina bacia il cavaliere". Per le implicazioni diagnostiche e terapeutiche di questi dati si rinvia a Carlomagno (2002). Qui ricordiamo che altri aspetti della comprensione dei brani nei pazienti afasici sono stati esplorati sistematicamente. Brookshire e Nicholas (1984) ad esempio hanno valutato l'effetto della "salienza" del tema e del carattere "implicito/esplicito" dell'informazione nella comprensione di brani in soggetti afasici. Essi presentavano un raccontino del tipo:

"Gianni ed il suo amico Michele erano al pub sabato sera a bere birra. Dopo qualche bicchiere cominciarono a litigare a proposito di un vecchio prestito e dopo un pò vennero alle mani. Alla fine Michele aveva un occhio nero e Gianni passò la notte al commissariato. L'indomani, il commissario chiese a Michele se volesse denunciare Gianni ma questi, dando una pacca a Gianni, rispose: No, certamente è meglio bere la birra in compagnia".

Venivano poi poste al paziente domande con risposte Si/No sul contenuto del brano, ad esempio:

- Gianni e Michele avevano bevuto?
- Sono andati al pub sabato sera?
- Alla fine sono rimasti amici?
- Michele ha ricevuto un pugno sull'occhio?

Le prime due domande vertono su temi menzionati esplicitamente nel racconto mentre le ultime due vertono su temi che possono essere inferiti dalla struttura del racconto. Inoltre, la prima e la terza domanda vertono su argomenti centrali del racconto (idee principali) mentre le altre due vertono su elementi marginali (dettagli). Gli autori hanno dimostrato che le idee principali erano più facilmente comprese dagli afasici che i dettagli e, mentre per le idee principali non vi è effetto del carattere implicito/esplicito dell'informazione, per i dettagli tale effetto è invece molto marcato. Inoltre la comprensione dei dettagli dipende fortemente dalla velocità (parole per minuto) con cui il brano viene presentato nel senso che una presentazione lenta del materiale annulla la differenza tra dettagli espliciti ed impliciti, verosimilmente dando più possibilità al paziente di elaborare le inferenze necessarie alla comprensione dei dettagli impliciti. Questi dati hanno fatto sì che gli autori elaborassero un test clinico di comprensione di brani che è disponibile commercialmente e tiene conto di queste variabili.

Anche i metodi dell'analisi della conversazione sono stati utilizzati per caratterizzare il discorso dei pazienti con afasia. Nel 1980 Schienberg e Holland ad esempio studiarono campioni di conversazione tra un paziente con afasia fluente ed il suo partner e tra due pazienti con afasia fluente utilizzando le categorie di analisi proposte da Sacks e coll. (1974). Gli autori misero in evidenza che in entrambi i casi, nonostante le limitate possibilità di espressione linguistica, i pazienti erano sostanzialmente in grado di partecipare alla conversazione e mostravano di conoscere le regole dello scambio di parola (rispettare i turni) ed i principi della partecipazione attiva (fornire contributi, mettere in atto strategie di riparazione di messaggi inefficaci) allo scambio conversazionale. Questo esperimento è stato replicato recentemente da Ferguson (1998) che ha utilizzato conversazioni tra due pazienti con afasia fluente e soggetti non-afasici che differivano tra loro per familiarità con il paziente: un familiare, il terapista del paziente, un terapista sconosciuto al paziente ed una persona ignara delle problematiche della comunicazione di soggetti con afasia. L'autore era particolarmente interessato a valutare se i differenti livelli di familiarità tra il locutore afasico e il suo partner conversazionale producessero modificazioni nelle modalità dello scambio di parola o nelle strategie di riparazione dei messaggi. Il lavoro confermava le osservazioni di Schienberg e Holland (1980) di abilità di *turn-taking* sostanzialmente preservate tanto da essere utilizzate dal paziente indipendentemente dai livelli di familiarità con l'interlocutore. Il lavoro, inoltre, mostrava che le strategie di riparazione dei messaggi dei due pazienti si presentavano abbastanza costanti: essi preferibilmente iniziavano una correzione di messaggi verbali incompleti e lasciavano poi all'interlocutore il compito di portarli a termine. Questo comportamento era indipendente dalla familiarità tra paziente e suo interlocutore ma poteva variare in funzione dello specifico argomento di conversazione. È da notare che in un precedente lavoro la stessa Ferguson (1994) aveva analizzato campioni di conversazione di nove pazienti afasici con familiari conviventi e con visitatori occasionali. In entrambi i casi i campioni erano tratti da conversazioni informali o conversazioni in cui il paziente doveva raccontare un evento particolare. L'autrice aveva messo in evidenza che variazioni importanti nelle strategie di riparazione dei messaggi erano legate alla natura del compito conversazionale: raccontare un evento particolare è certamente un compito più difficile che conversare su temi personali non strettamente predefiniti e ciò portava ad un incremento delle strategie di riparazione basate sull'attiva collaborazione dell'interlocutore.

Ulteriori esperimenti hanno poi sottolineato che l'analisi della conversazione si presta ad un uso clinico non solo per il suo intrinseco valore ecologico quanto per il significato clinico di misure che da esse possono essere estrapolate. Ad esempio, Milroy e Perkins (1992) hanno esaminato le strategie di repair di pazienti afasici alla luce della classificazione di questi fenomeni nei soggetti normali proposta da Schlegoff e coll. (1977). Questi ultimi li avevano distinti in quelli iniziati dal locutore (*self-initiated*) o dall'ascoltatore (*other-initiated*) ovvero quelli portati a termine dal locutore (*self-repair*) o dall'ascoltatore (*other-repair*). Facendo riferimento a queste dicotomie, Milroy e Perkins hanno dimostrato nel loro lavoro che è possibile mettere in evidenza, su campioni di conversazione di soggetti afasici con i loro partner, strategie di cooperazione comunicativa in grado di risolvere l'impasse comunicativo prodotto da problemi di formulazione linguistica. Analisi dello stesso tipo hanno poi permesso a Lesser ed Algar (1995) di dimostrare la validità di interventi per pazienti con grave anomia basati sull'apprendimento da parte del familiare di strategie efficaci di cooperazione comunicativa con il paziente.

Inoltre, nell'ambito delle applicazioni cliniche dell'analisi della conversazione, Gerber e Gurland (1989) hanno proposto un protocollo per l'analisi delle abilità linguistiche e pragmatiche in pazienti con deficit afasico che si ispira ai metodi di analisi della conversazione. Il protocollo infatti assume come unità di analisi il "turno conversazionale" inteso come messaggio prodotto dal paziente e susseguente risposta del suo interlocutore. Il protocollo include categorie per descrivere le due componenti dello scambio e caratterizzare il successo o l'insuccesso comunicativo: problemi di formulazione linguistica (ad esempio, l'anomia) o di inadeguatezza discorsiva (ad esempio, il linguaggio tangenziale o l'omissione del referente), le strategie di repair (ad esempio, la revisione lessicale dell'enunciato o la ripetizione parafrasata di un elemento tematico). Negli esempi concernenti l'applicazione del metodo, gli autori mostrano come quest'ultimo sia in grado di mettere in evidenza come l'insuccesso del turno conversazionale nel paziente afasico possa essere dovuto a difficoltà nell'organizzazione interfrasale dell'enunciato ma possa altresì essere anche legato ad inadeguata conoscenza di regole pragmatiche (ad esempio quelle della pronominalizzazione nella identificazione del referente già menzionato). Il lettore infatti terrà conto che, se è vero che la maggior parte dei lavori citati indicano nell'afasico una preservata conoscenza dell'uso di regole dell'organizzazione supra-segmentale del discorso (Bates e coll., 1983), ciò può non essere vero nel caso del singolo paziente e può costituire un limite alla efficacia comunicativa dei loro enunciati. Christiansen (1995) ad esempio ha mostrato che se si valuta la coerenza discorsiva di pazienti con afasia fluente (pazienti con afasia di Wernicke, afasia nominum e afasia di conduzione) è possibile osservare numerosi errori che minano la coerenza organizzativa dei loro racconti (omissioni di item, ripetizione di proposizioni, introduzione di proposizioni irrilevanti). Inoltre, se in alcuni casi (anomici ed afasici di conduzione) questi errori possono essere interpretati come fenomeni di adattamento/compenso al loro disturbo linguistico, in altri (in particolare i pazienti con afasia di Wernicke) la natura degli errori (aumento di proposizioni irrilevanti) fa pensare ad un deficit di coerenza nella formulazione del discorso. Appare pertanto indispensabile che nella definizione del loro deficit comunicativo vengano utilizzati i molteplici piani di valutazione che l'analisi del discorso può fornire (ad esempio la presenza di proposizioni irrilevanti).

Aspetti dell'elaborazione del discorso nel paziente con lesione emisferica destra

Nei paragrafi precedenti abbiamo già sottolineato come i pazienti con danno emisferico destro abbiano sostanziali difficoltà nell'interpretazione contestuale del linguaggio metaforico. Analoghe difficoltà emergono nell'interpretazione delle intenzioni comunicative dell'interlocutore allorché debbano decodificare atti linguistici come le richieste indirette. In questo caso, infatti, tendono a dare una interpretazione letterale del messaggio ricevuto (Hirst e coll., 1984). Altre difficoltà di questi pazienti emergono in compiti di comprensione di brani dove essi, pur essendo virtualmente esenti da deficit di linguaggio, possono presentare una prestazione sovrapponibile a quella dei pazienti afasici (Stachowiack e coll., 1977; Wegner e coll., 1984; Brookshire e Nicholas, 1993). Ciò rinvia alla difficoltà che i pazienti cerebrolesi destri possono avere nel costruire un insieme coerente a partire dal contenuto proposizionale delle singole frasi che costituiscono il brano. Allo scopo di definire la natura del deficit di questi pazienti nell'elaborazione dei racconti, Hough (1990) ha esaminato gli effetti della presentazione del tema centrale sulla comprensione delle narrative. L'ipotesi di base era costituita dal fatto che, data la difficoltà di questi pazienti ad integrare coerentemente le informazioni contenute nei singoli enunciati, una presentazione precoce del tema centrale avrebbe permesso una più facile integrazione in quanto al paziente viene fornito uno schema per elaborare coerentemente le informazioni presentate successivamente. Al contrario, una presentazione ritardata del tema centrale avrebbe comportato una ridotta prestazione. I risultati ottenuti erano in accordo con la predizione: i pazienti con danno emisferico destro presentavano una significativa riduzione delle prestazioni in compiti di comprensione di brani allorché il tema centrale del racconto era presentato alla fine del racconto e non poteva essere utilizzato per contestualizzare le successive informazioni (aumento di errori con interpretazione implausibile o senza senso delle informazioni contenute nel brano; vedi anche Schneiderman e coll., 1992).

Problemi nell'elaborazione di narrative sono stati evidenziati in soggetti con danno emisferico destro anche sul versante produttivo. Joanette e coll. (1986) esaminarono campioni di linguaggio di questi soggetti in compiti di racconto di storielle raffigurate da immagini in sequenza. Essi misero in evidenza che questi racconti avevano un ridotto contenuto informativo ma ciò non era dovuto ad *hemineglect* o diminuito output verbale. Piuttosto, la ridotta informatività di un buon numero di questi pazienti era legata al fatto che nei loro racconti mancavano elementi informativi che dovevano essere inferiti dalle figure. Un analogo risultato era stato ottenuto da Myers e Linebaugh (1981) che, esaminando la produzione dei soggetti con danno emisferico destro nel compito di descrizione della figura del Cookie Theft (Goodglass e Kaplan, 1983), notavano come questi soggetti producessero più spesso la parola "donna" che la parola "madre" per designare l'informazione relativa alla donna che asciuga i piatti nella cucina. Ciò indicava che essi avevano minor tendenza a produrre inferenze sul contenuto della figura: in realtà nella figura una serie di elementi contestuali (l'ambiente familiare della cucina, l'attività del personaggio, la presenza di bambini) rendono più plausibile l'interpretazione del personaggio in termini di "madre" più che come una generica "donna".

La difficoltà dei pazienti con danno emisferico destro a generare inferenze nei compiti di organizzazione tematica di narrative è ormai un dato costante della letteratura neuropsicologica (Joannette e Brownell, 1990; Myers, 1993; Marini e coll., 2004a). Due aspetti sono qui da sottolineare. Il primo concerne l'evidenza clinica che questa difficoltà si traduce in una riduzione del contenuto tematico del loro linguaggio in compiti di racconto particolarmente a partire da materiale figurato. Tale fenomeno è molto evidente in soggetti con hemineglect (Myers, 1993) ma sembra essere indipendente da questo deficit o da difficoltà visuopercettive dal momento che anche i soggetti con danno emisferico tale da non comportare problemi attenzionali o deficit visuopercettivo possono presentarlo (Marini e coll., 2004a). Inoltre, il deficit è evidente anche su altri livelli di analisi del discorso: ad esempio in questi compiti i pazienti mostrano una ridotta abilità nell'organizzare i legami coesivi tra gli enunciati e nell'organizzare coerentemente gli elementi del racconto (Huber e Gleber, 1982; Davis e coll., 1997; Marini e coll., 2004a). Un secondo argomento è costituito dal fatto che questi aspetti possono essere tradotti in misure di competenza discorsiva a livello macrostrutturale. Davis e coll. (1997) ad esempio hanno esaminato racconti prodotti da soggetti cerebrolesi destri in due condizioni, a partire da figure in sequenza e dopo una preliminare presentazione orale della storia. La performance veniva analizzata in termini di errori di coesione (ad esempio l'uso di un pronome senza averne prima definito il referente) o errori di coerenza (ad esempio l'atto di citare un tema senza averne citato la sua premessa logica). Gli autori dimostravano che i cerebrolesi destri inseriti nel loro studio commettevano errori di coesione e di coerenza allorché dovevano generare racconti a partire da figure ma non nella condizione in cui la storia veniva loro presentata oralmente. Inoltre, la loro accuratezza narrativa era inversamente correlata al deficit di organizzazione macrostrutturale degli enunciati del racconto messo in evidenza da queste misure (vedi anche Marini e coll., 2004a per risultati sovrapponibili). Per una discussione delle implicazioni teoriche dei dati di Davis e coll. (1997) e Marini e coll. (2004a) si rinvia a Marini e Nocentini (2002). Quello che ci preme sottolineare in questa sede è che misure numeriche dell'organizzazione macrostrutturale del discorso acquistano nel caso dei soggetti cerebrolesi destri rilevanza diagnostica e ciò suggerisce che tali misure potrebbero essere utilizzate nell'analisi del discorso di altre popolazioni di cerebrolesi (ad esempio i traumatizzati cranici) che presentano difficoltà nell'organizzazione macrostrutturale dei loro enunciati.

Al momento attuale non disponiamo (o non siamo a conoscenza) di lavori che abbiano utilizzato l'analisi della conversazione in pazienti con danno emisferico destro né conosciamo quanto le difficoltà messe in evidenza dagli autori sopra citati siano responsabili di reale handicap comunicativo nella conversazione naturale e nell'esperienza giornaliera di questi pazienti.

Il deficit comunicativo nel traumatizzato cranico

Abbiamo già riportato che alcuni sintomi di difficoltà discorsiva in pazienti con esiti di trauma cranico possono essere evidenti anche in compiti di semplice descrizione di figure (Ehrlich, 1988). Questi sintomi consistono in una ridotta fluenza verbale (si ricorda tra l'altro che molti di questi pazienti presentano difficoltà articolatorie) ma anche in aspetti organizzativi del loro discorso. Il loro linguaggio presenta infatti un contenuto informativo pari a quello dei controlli normali, ma ciò viene ottenuto a spese di una aumentata verbosità e produzione di elementi irrilevanti (Ehrlich, 1988). La presenza di queste anomalie spiega perché gli interlocutori che si trovano ad instaurare una interazione comunicativa con pazienti traumatizzati abbiano la percezione di un discorso confuso e disorganizzato anche in assenza di segni di compromessa elaborazione degli enunciati a livello microlinguistico. Un'analisi più dettagliata degli aspetti del discorso in questi pazienti è stata fatta da McDonald

(1993) che esaminò campioni di linguaggio di due pazienti senza sintomi afasici né disturbi di memoria che avevano il compito di spiegare un gioco ad un ascoltatore ignaro. Questi campioni furono analizzati secondo differenti parametri. Una prima analisi confermava che in entrambi i casi il discorso veniva percepito come confuso e disorganizzato da ascoltatori esperti ed in uno dei due pazienti era anche giudicato ripetitivo. Una seconda analisi metteva in evidenza che i pazienti non commettevano errori di coesione. Una terza analisi concerneva il contenuto proposizionale degli enunciati. Quest'ultima analisi metteva in evidenza che i due pazienti commettevano molti errori nell'organizzare le informazioni in un ordine plausibile ed in un caso il discorso conteneva numerose ripetizioni inutili di elementi già menzionati (vedi anche Hartley e Jensen, 1992). Difficoltà nell'utilizzare appropriatamente legami coesivi da parte di pazienti traumatizzati è stata tuttavia evidenziata da altri autori (Mentis e Prutting, 1987; Hartley e Jensen, 1992; Glosser e Deser, 1990). Coelho e coll. (1994) hanno mostrato in studi longitudinali che i parametri di coerenza e coesione possono dissociare nei singoli pazienti. Inoltre, l'uso di legami coesivi appare legato al compito nel senso che in compiti che coinvolgono materiale figurato questi pazienti tendono a fare più riferimento alla figura e produrre di conseguenza un maggior numero di item lessicali. Ciò dà luogo ad una ridotta tendenza a fare errori di incorretta pronominalizzazione ma induce spesso lessicalizzazioni ridondanti.

Analizzando conversazioni tra traumatizzati e soggetti normali, Mentis e Prutting (1987) hanno messo in evidenza che questi pazienti hanno importanti difficoltà nell'introdurre e mantenere gli argomenti di conversazione. Essi infatti presentano spesso *topic shift* (cambi improvvisi di argomento) e produzione di temi poco correlati con il tema principale. Difficoltà analoghe sono state segnalate da Coelho e coll. (1991) che sottolineano come i traumatizzati abbiano bisogno di una maggiore collaborazione da parte dell'interlocutore per iniziare la conversazione su un tema. Questi dati sembrano indicare una scarsa attenzione di questi pazienti alle necessità dell'ascoltatore e corrispondono alla percezione comune del paziente traumatizzato come disinibito e complessivamente poco attento agli aspetti sociali della conversazione. Concordi con questa interpretazione sono i dati di McDonald e Pearce (1998) che somministrarono a nove pazienti con esiti di trauma cranico un test in cui il paziente doveva fare delle richieste ad interlocutori non disponibili ad assecondarli, ad esempio chiedere ad una persona la macchina in prestito pur sapendo che questa persona ne aveva bisogno lei stessa. Essi mettevano in evidenza che i pazienti producevano richieste "dirette" senza tener conto che l'interlocutore poteva essere riluttante ad acconsentire alla loro richiesta. Inoltre, per convincerlo, spesso usavano anche argomenti controproducenti, ad esempio dire al proprietario della macchina poco incline a prestarla "potrei anche romperla in un incidente". Analoghe difficoltà sono riportate in questi pazienti nella comprensione di implicazioni conversazionali come il sarcasmo o l'ironia o l'inganno o nella comprensione dell'intenzione dell'interlocutore (Bara e coll., 1997).

Due aspetti vanno però sottolineati. Il primo è la rilevanza clinica che questi disturbi possono avere. Un dato interessante a questo proposito è costituito ancora una volta dalle prestazioni di questi pazienti in test di comprensione del discorso ad uso clinico. Brookshire e Nicholas (1993) hanno dimostrato che i pazienti con trauma cranico presentano prestazioni significativamente ridotte al *Discourse Comprehension Test*, quantitativamente non differenti da pazienti con evidente deficit di linguaggio come gli afasici (vedi sopra). Il secondo è costituito dall'evidenza clinica che le difficoltà discorsive vengono percepite come importanti dagli stessi pazienti per le ovvie limitazioni che tali disturbi pongono alla relazione con il partner o con estranei (O'Flaherty e Douglas, 1997).

Componenti del deficit comunicativo del paziente con demenza di Alzheimer o altre malattie degenerative

L'analisi del discorso dei pazienti con demenza di Alzheimer è certamente un terreno in cui questo approccio allo studio della patologia della comunicazione ha apportato contributi altrettanto importanti che nel caso degli afasici e dei cerebrolesi destri.

Che il deficit di linguaggio rappresenti uno dei sintomi più precoci ed invalidanti del paziente demente è certamente una conoscenza consolidata nella letteratura neuropsicologica. Molti lavori infatti hanno messo in evidenza che questi pazienti producono un "linguaggio vuoto", cioè povero di contenuto semantico, dal momento che in questi pazienti non sono tanto evidenti disturbi articolatori, fonologici o sintattici quanto la riduzione di elementi lessicali che veicolano informazione. Giles e coll. (1996) hanno messo in evidenza che nel compito di descrizione della figura del Cookie Theft la riduzione del contenuto informativo degli enunciati dei dementi correla con la severità della demenza e con la severità del loro deficit lessicale a test afasiologici. Questa mancanza di elementi lessicali maggiori ha fatto sì che il disturbo comunicativo di questi pazienti sia stato a lungo interpretato alla stregua di un disturbo afasico, assimilando il discorso di pazienti con demenza lieve a quello di pazienti con afasia nominum e quello di pazienti con demenza moderata al discorso di soggetti con afasia transcorticale o di Wernicke (Hier e coll., 1985; Nicholas e Brookshire, 1986; Giles e coll., 1996). Tuttavia, Blanken e coll. (1988) esaminarono campioni di linguaggio spontaneo prodotti da dementi in conversazione e misero in evidenza che il loro discorso, pur presentando una significativa riduzione di elementi lessicali maggiori, non metteva in evidenza incidenti anomici come nel caso di pazienti con afasia fluente. Inoltre gli autori notavano che, allorché i pazienti erano stimolati a completare i loro messaggi ed aggiungere nuove informazioni, le loro risposte, al contrario di quelle degli afasici, non soddisfacevano la richiesta dell'esaminatore. Queste discrepanze tra discorso dei dementi e discorso dei pazienti afasici faceva sì che gli autori interpretassero il "linguaggio vuoto" dei dementi non come il risultato di un deficit di elaborazione lessicale ma come un deficit di elaborazione pragmatico-concettuale (macrostrutturale) dell'informazione da includere nei propri enunciati. Analogamente, Glosser e Deser (1990) hanno esaminato campioni di linguaggio di pazienti dementi, pazienti con afasia fluente e controlli normali ottenuti da conversazioni spontanee in cui i soggetti parlavano di eventi personali. La metodologia di analisi includeva questa volta una valutazione dell'organizzazione microlinguistica (fonologica, sintattica e lessicale) e macrolinguistica (coerenza e coesione) del discorso. Gli autori mettevano in evidenza che mentre i pazienti con afasia fluente presentavano prestazioni peggiori dei controlli in termini di elaborazione microlinguistica degli enunciati, i pazienti con demenza mostravano prestazioni peggiori in termini di organizzazione coerente delle informazioni e di appropriatezza nell'uso di legami coesivi (vedi anche Ripich e Terrell, 1988). Sulla base di questi dati, Glosser e Deser (1990) hanno ipotizzato allo stesso modo di Blanken e coll. (1988) che alla base del "linguaggio vuoto" dei dementi non esista un problema di elaborazione lessicale delle informazioni quanto un deficit di rappresentazione concettuale ed elaborazione pragmatica delle stesse.

I risultati di entrambi i lavori tuttavia sono stati ripetutamente messi in discussione. Ehrlich (1994) ad esempio ha fatto notare che negli studi summenzionati la conversazione riguardava temi autobiografici e che pertanto la ridotta informatività dei campioni di linguaggio poteva essere dovuta a problemi mnesici piuttosto che a deficit di organizzazione dell'informazione. Allo stesso modo, Ulatowska e coll. (1988), commentando risultati sovrapponibili da essi stessi ottenuti, concludevano che molti degli aspetti macrostrutturali del discorso dei pazienti dementi potrebbero essere un epifenomeno del deficit mnesico di questi pazienti piuttosto che il risultato di una difettosa organizzazione macrolinguistica del discorso. Tuttavia, un recente lavoro di Carlomagno e coll. (2004) ha fornito un ulteriore supporto all'ipotesi di una difficoltà dei pazienti dementi ad elaborare concettualmente l'informazione da veicolare nei loro messaggi. Gli autori hanno somministrato a dementi, afasici fluenti e controlli normali un test di comunicazione referenziale. Il compito in questo caso era di far capire figure, ciascuna presentata con tre distrattori, ad un ascoltatore ignaro che aveva a disposizione le stesse figure ma ignorava di quale avrebbe parlato il paziente. Dal momento che le figure erano disponibili al locutore durante tutta l'interazione comunicativa l'effetto del deficit mnesico era virtualmente azzerato. Un ulteriore vantaggio del test era costituito dal fatto che esso era strutturato in maniera da permettere una valutazione delle abilità di elaborazione lessicale (numero di parole target prodotte), di efficacia comunicativa (numero di errori di comprensione dell'esaminatore) e di elaborazione concettuale delle informazioni (presenza di informazioni irrilevanti o errate). Si veda il Capitolo 3 per una descrizione più dettagliata. I risultati mettevano in evidenza che i pazienti afasici e i dementi avevano una eguale difficoltà di elaborazione lessicale dell'informazione (produzione di un ugual numero di parole target) ma i pazienti dementi erano meno efficaci dei pazienti afasici nel far comprendere all'esaminatore il referente (maggior numero di incidenti di incomprensione) e ciò era dovuto ad un'inadeguata elaborazione concettuale dell'informazione (presenza di informazioni errate ed irrilevanti). Inoltre, contrariamente ai pazienti afasici, molto spesso le risposte a richieste di maggiori informazioni da parte dell'esaminatore consistevano nella riproposizione di informazioni già date insieme ad informazioni errate o irrilevanti. Ciò indicava che i soggetti dementi hanno minori capacità di elaborare il contenuto informativo dei messaggi e di utilizzare efficaci strategie di repair. Infine, esaminando le prestazioni dei singoli pazienti era possibile mettere in evidenza che alcuni di essi mostravano prestazioni dissociate: normale encoding lessicale di informazione e deficit grave di elaborazione concettuale e viceversa. Questi dati sono a sostegno dell'ipotesi che i pazienti con demenza hanno abitualmente un deficit lessicale cui può associarsi un altrettanto importante deficit di elaborazione macrostrutturale del discorso (selezione delle informazioni). Essi mostrano inoltre che l'analisi del discorso e della conversazione possono evidenziare nel singolo paziente il ruolo delle due componenti.

Anche l'analisi della conversazione è stata utilizzata nello studio del disturbo comunicativo dei pazienti con demenza. Nella maggior parte dei casi essa ha focalizzato su aspetti particolari del comportamento comunicativo. Ripich e Terrell (1988) hanno analizzato il comportamento di questi pazienti in interviste strutturate. Gli autori erano particolarmente interessati agli aspetti di coerenza e coesione del discorso di questi pazienti (vedi sopra). Tuttavia, un risultato importante dello studio è costituito dall'aver evidenziato che i pazienti con demenza hanno bisogno nell'interazione comunicativa di più parole e di più turni di parola per portare a termine il compito comunicativo (vedi anche Carlomagno e coll., 2004). Ciò indica che una caratteristica del discorso dei dementi è certamente una "verbosità superflua" che, unitamente alla povertà di item lessicali maggiori, contribuisce non poco alla percezione da parte dell'ascoltatore di un "linguaggio vuoto". Altri studi hanno poi analizzato difficoltà nella gestione del topic conversazionale (Garcia e Joanette, 1994) o difficoltà nel correggere errori che si verificano nel discorso. Quest'ultimo disturbo è altrettanto evidente in pazienti con disfunzioni del lobo frontale in corso di malattia di Parkinson (McNamara e coll., 1992). È interessante che il lavoro ha utilizzato per lo studio semplicemente campioni di linguaggio ottenuti mediante il compito di descrizione della figura del Cookie Theft. Gli autori analizzavano il comportamento di questi pazienti allorché commettevano errori come l'omissione di item lessicali, produzione di parafasie e paragrammatismi. Essi mettevano in evidenza che i soggetti di controllo correggevano spontaneamente dal 70% al 90% degli errori mentre i pazienti dementi ed i soggetti con malattia di Parkinson ne correggevano soltanto il 25%. Gli autori mettevano in relazione questa difficoltà a monitorare l'output verbale nei due gruppi di pazienti con la disfunzione frontale che si verifica in entrambe le patologie.

Considerazioni operative

Nelle pagine precedenti abbiamo illustrato alcuni metodi utilizzati dai ricercatori per definire la natura delle difficoltà discorsive in pazienti con differente patologia emisferica ed alcuni metodi clinici che si ispirano ai risultati di questa ricerca. Ovviamente, gli obiettivi che ciascuno di questi ricercatori si è posto è stato quello di definire il deficit connesso con una particolare patologia o sito lesionale indipendentemente dal rapporto costi/benefici dell'esame effettuato, dalla riproducibilità della situazione testistica e, spesso, dal reale significato clinico del disturbo messo in evidenza. Si noti ad esempio che per le difficoltà discorsive dei pazienti con danno emisferico destro non esistono al momento dimostrazioni convincenti che tale deficit costituisca un handicap significativo. Tuttavia esistono altrettanti motivi perché l'analisi del discorso (e della conversazione) diventi un momento abituale della pratica clinica con il paziente cerebroleso con deficit di comunicazione.

Il primo è costituito dalla validità ecologica del metodo di osservazione. Ad esempio, abbiamo ricordato che le modificazioni dei parametri di informatività di campioni di linguaggio spontaneo in corso di terapie per il disturbo afasico corrispondono a modificazioni dell'appropriatezza del discorso percepite da ascoltatori non esperti anche quando non si accompagnano a modificazioni della performance alla valutazione afasiologica (Ross e Wertz, 1999; Jakobs, 2001). Il secondo argomento è costituito dall'elevato potere diagnostico dei metodi di analisi del discorso e della conversazione. Questa ipotesi riceve supporto dalle numerose osservazioni cliniche e sperimentali brevemente ricordate in questo capitolo che sottolineano come numerose misure strutturali e misure funzionali del discorso siano in grado di discriminare tra cerebrolesi e controlli normali. Inoltre, abbiamo sottolineato come, facendo riferimento a tali misure, è possibile in molti casi fare diagnosi differenziale tra pazienti con patologie diverse che si presentano con uno stesso sintomo (vedi sopra la differenza tra linguaggio vuoto dei soggetti con demenza o con afasia fluente) e di conseguenza fare inferenze sulle componenti cognitive che nei due casi sono responsabili del sintomo. Ciò permette di ipotizzare che un uso razionale dei dati dell'analisi del discorso apra la strada alla definizione nel singolo paziente dell'interessamento delle differenti componenti cognitive connesse con il suo deficit di elaborazione. Questa informazione, a sua volta, dovrebbe permettere da un lato la messa a punto di strategie terapeutiche focalizzate ai bisogni del singolo paziente e dall'altro l'elaborazione di sistemi di monitoraggio degli effetti di terapia adeguati alla strategia messa in campo.

Tuttavia, è altrettanto chiaro che i metodi di analisi del discorso e della conversazione sono costosi in termini di tempo e di risorse. Tale costo è tanto più marcato in quanto, fatta eccezione per i metodi di valutazione funzionale dell'informatività che sono ampiamente standardizzati e possono essere acquisiti con la pratica anche da personale non specializzato, la maggior parte dei metodi di valutazione richiedono una notevole competenza da parte dell'esaminatore nonché una certa dimestichezza con il linguaggio patologico dei soggetti cerebrolesi e con possibili definizioni operative dei parametri di valutazione. Queste considerazioni sono ancora più evidenti nel caso dell'analisi della conversazione che richiede altresì analisi approfondita del comportamento del partner conversazionale e conoscenze di aspetti non-verbali e prosodici dell'interazione comunicativa.

L'analisi del discorso e della conversazione sta comunque diventando, come abbiamo visto, una pratica sempre più diffusa nell'esame del soggetto cerebroleso con disturbi di comunicazione sulla cui utilità esiste ormai un vasto accordo. Nel successivo capitolo cercheremo di descrivere estesamente quei metodi di analisi che in letteratura o nella nostra esperienza si sono mostrati riproducibili ed utili a caratterizzare il disturbo comunicativo di particolari popolazioni di cerebrolesi e ci preoccuperemo di descrivere le difficoltà ed i vantaggi dei molteplici sistemi di valutazione disponibili. Verranno poi illustrati alcuni parametri dell'analisi del discorso e della conversazione di cui non abbiamo esperienza diretta ma su cui esiste accordo in letteratura per ciò che concerne il criterio di uso. Infine, verranno sviluppate alcune considerazioni a proposito dei criteri di scelta del campione da utilizzare nell'analisi.

Capitolo 3
Appunti per la caratterizzazione del discorso in soggetti cerebrolesi

Introduzione

Nel Capitolo 1 abbiamo messo in rilievo il fatto che l'elaborazione di un discorso o di una conversazione richieda l'integrazione di informazioni provenienti da molteplici livelli di elaborazione linguistica e cognitiva (Kintsch and van Dijk, 1978; Caplan, 1992; Glosser, 1993). Recenti lavori sperimentali hanno mostrato che questi livelli possono essere analizzati separatamente, tanto in soggetti normali (Ulatowska e coll., 1986; Glosser, 1993; Marini e coll., 2004b) quanto in soggetti cerebrolesi (Glosser, 1993; Davis, 1997; Marini e coll., 2004a).

L'analisi della produzione discorsiva può prendere lo spunto da differenti obiettivi. Da un lato, è viva la necessità di elaborare metodologie di analisi discorsiva che consentano di validare o falsificare le teorie dell'elaborazione del linguaggio discorsivo mediante dati sperimentali ottenuti con soggetti sani o cerebrolesi. Dall'altro, nella pratica clinica, è indispensabile avere degli strumenti sufficientemente accurati e sensibili per determinare l'eventuale presenza di deficit nell'elaborazione di aspetti specifici del discorso in soggetti con lesioni cerebrali.

Questo capitolo mira a guidare il lettore nella scelta delle misure che potranno essere di volta in volta più utili per effettuare analisi a vari livelli della produzione discorsiva. L'esposizione delle metodologie di analisi del discorso che si intende qui proporre si pone come una discussione mirata di tecniche di analisi del discorso già utilizzate in letteratura o che si presentano comunque intuitivamente utili ai fini dell'analisi. Negli ultimi vent'anni sono state infatti proposte alcune metodologie di analisi del discorso che, riferendosi a modelli espliciti della sua organizzazione, focalizzano l'attenzione su aspetti specifici della competenza discorsiva (analisi degli aspetti microlinguistici e/o degli aspetti macrolinguistici) e sui due differenti versanti (produzione e/o comprensione) in cui questa competenza si può manifestare e può pertanto essere misurata. Un limite naturale di questi tentativi deriva dalla scelta operativa di considerare i due livelli (micro- e macrolinguistico) completamente separati e presupporre che le misure ottenute riguardino direttamente ed esclusivamente il livello di elaborazione da cui la misura è estrapolata. Tuttavia può accadere che problemi identificati come microlinguistici mascherino problemi a livello macrolinguistico e viceversa. Si veda ad esempio il lavoro di Bates e coll. (1983)

e quello di Christiansen (1995) rispettivamente sulla elaborazione della referenza e la citazione di temi in soggetti con afasia di Broca e/o di Wernicke. D'altra parte, come abbiamo avuto modo di dimostrare nel Capitolo 2, i livelli di analisi suggeriti in letteratura e le conseguenti misure si sono dimostrati molto utili sul piano della ricerca e, potenzialmente, lo sono anche sul piano clinico. Riteniamo dunque indispensabile offrire una discussione dettagliata di misure che sondano aspetti diversi delle abilità linguistiche mantenendo le distinzioni concettuali dei differenti livelli di elaborazione del linguaggio operate nel Capitolo 1.

Il lettore terrà inoltre presente che nella nostra discussione verranno presentate al contempo misure strutturali e funzionali. Le misure strutturali hanno infatti un indubbio valore descrittivo e sono le più utilizzate in ambito sperimentale (ivi incluso quello di nuovi approcci alla riabilitazione, vedi Thompson e coll. 1996) per determinare la natura dell'eventuale deficit di cui il soggetto presenti i sintomi. Tuttavia, le misure funzionali (come ad esempio la percentuale di *Correct Information Units* o la velocità con cui esse vengono prodotte, vedi Capitolo 2) sono state ideate in un ambito prevalentemente clinico e si sono rivelati potenti indici dell'efficacia del discorso in soggetti cerebrolesi. In particolare, esse forniscono all'esaminatore strumenti per determinare l'efficacia dell'atto comunicativo realizzato mediante un testo scritto o più spesso un discorso orale. Si tenga presente che, come abbiamo già ricordato nel capitolo precedente, per alcune di esse è stato messo in evidenza un importante valore diagnostico, nel senso che esse correlano con valutazioni standardizzate delle abilità di linguaggio (Avent e coll., 1998), ed un importante valore ecologico nel senso che cambiamenti dei parametri di efficacia corrispondono a differenze percepite da ascoltatori non esperti (Ross e Wertz, 1999; Jackobs, 2001). Di conseguenza, combinazioni appropriate delle procedure di analisi che qui presentiamo possono essere utilizzate per valutare al contempo la natura del deficit discorsivo in un cerebroleso e la sua capacità di essere un efficace comunicatore. A questo proposito, nel formulare la propria ipotesi di analisi, ancora una volta il lettore terrà conto che le procedure di analisi del discorso e della conversazione sono abitualmente costose in termini di tempo e risorse e pertanto il loro uso dovrà essere di volta in volta accuratamente valutato sulla base di un criterio costi/benefici. Questa considerazione concerne non solo le misure ma anche i compiti mediante cui il discorso o la conversazione vengono elicitati. Infine, il lettore terrà conto che l'analisi della competenza discorsiva di un soggetto non si limita ad un'analisi di tipo strutturale del linguaggio da lui prodotto, ma coinvolge aspetti cognitivi il cui esame funzionale può richiedere compiti diversificati come ad esempio mettere in ordine le singole frasi che costituiscono un racconto o la descrizione di una procedura oppure l'ordinamento in una sequenza plausibile di figure fino ad ottenere una storia il cui sviluppo sia coerente con il contenuto delle figure.

Selezione del tipo di campione di linguaggio che si vuole ottenere

Per ottenere campioni appropriati di linguaggio da analizzare, ai soggetti viene richiesto di conformarsi a determinati tipi di stimoli che possono variare in relazione agli obiettivi che l'analista del discorso si prefigge. Una prima importante differenziazione riguarda il tipo di discorso che si vuole ottenere. Si può ad esempio optare per campioni ottenuti da descrizione di figure singole o di vignette in sequenza, raffiguranti delle azioni e dei personaggi, organizzabili in una storiella plausibile. Oppure si può decidere di voler analizzare l'abilità dei soggetti nel raccontare eventi della propria vita o di ripetere storie precedentemente lette. Altrimenti si può decidere di analizzare dei campioni di conversazione ottenuti instaurando con il soggetto uno scambio comunicativo che può vertere su tematiche prestabilite (ad esempio eventi autobiografici del soggetto) oppure su tematiche di vario tipo (politica, tempo libero, sport, ecc.).

Un lavoro che analizzava il comportamento verbale di pazienti afasici in conversazione o in compiti di di produzione di descrizioni di narrative (Easterbrooks e coll., 1982) ha messo in evidenza che i pazienti tendevano ad utilizzare le stesse strutture grammaticali anche se la descrizione di figure dava luogo ad una maggiore produzione di enunciati grammaticalmente corretti della semplice intervista. Gli autori inoltre mettevano in evidenza che ciò era in larga parte dovuto ad una maggiore partecipazione dell'esaminatore allo scambio nella condizione di conversazione. Ciò indica che il discorso prodotto da un paziente afasico in compiti di descrizione di figure non corrisponde esattamente al suo comportamento verbale in condizione di conversazione anche se ne riproduce molti aspetti.

Un dato che deve fin da subito essere messo in forte rilievo riguarda il fatto che la scelta dello stimolo per elicitare il discorso o la conversazione può condizionare in misura notevole l'esito della valutazione. È naturale che certi compiti siano maggiormente controllabili di altri. Se ad esempio si ingaggia con un soggetto una conversazione su un argomento che l'esaminatore non conosce bene può capitare che l'analisi corrispondente non sia del tutto accurata ma deficitaria a causa del mancato controllo delle tematiche affrontate. Da questo punto di vista, le situazioni in cui è possibile avere un maggiore controllo sono anche quelle che, purtroppo, sono caratterizzate dal fatto di essere meno "naturali" come ad esempio la descrizione di figure o vignette. In questo caso, infatti, se è vero che il soggetto non è libero di esprimersi liberamente, è anche vero che, per il fatto stesso di doversi conformare completamente allo stimolo, la sua produzione può essere controllata per numero di parole, frasi ed anche per il numero di tematiche affrontate. Anche in questo caso, tuttavia, sussistono differenze tra le possibili procedure di elicitazione. In Marini e coll. (2004b), ad esempio, è stato dimostrato che i soggetti non cerebrolesi inclusi in un esperimento per valutarne le abilità descrittive mostravano una minore efficacia nella descrizione di una figura singola piuttosto che nella descrizione di due storielle raffigurate in sequenze di sei figure ciascuna. Una possibile spiegazione per questa discrepanza può risiedere nel fatto che se nelle vignette la trama è esplicitata nel tempo e nello spazio mediante la successione delle scene, nel caso delle figure singole è necessario fare maggior affidamento sulla capacità di organizzare una trama non completamente esplicitata nello stimolo. L'elicitazione di racconto mediante figure in sequenza può essere realizzata in due differenti modi. Un modo indiretto ma utile a determinare la capacità dei soggetti di costruirsi un modello mentale adeguato allo stimolo consiste nel sottoporli ad un compito di preliminare organizzazione sequenziale delle vignette in modo da formare la storia stimolo. In un lavoro volto a determinare la natura del deficit di organizzazione del discorso in soggetti con lesione emisferica destra, cerebrolesi sinistri non afasici e in controlli non cerebrolesi, Marini e coll. (2004a) hanno rilevato un comportamento significativamente diverso tra i controlli ed i cerebrolesi sinistri non afasici da un lato ed i cerebrolesi destri dall'altro in funzione della modalità di presentazione dello stimolo. In particolare, i cerebrolesi destri erano in grado di ripetere le storie presentate loro oralmente ma non di produrre narrative senza errori di coesione e/o coerenza o omissione di temi a partire da figure in sequenza. Inoltre, non erano capaci di ordinare in una sequenza appropriata set di figure raffiguranti una storia e ciò ugualmente comportava un discorso con errori di coesione e di coerenza nonché riduzione del contenuto informativo. Questi dati mostravano come questi soggetti avessero problemi nella generazione di un modello mentale adeguato alla storia che gli si chiedeva di descrivere o di raccontare.

Un ulteriore aspetto che bisogna tenere in considerazione, riguarda il fatto che compiti diversi richiedono risorse cognitive diverse. Se, ad esempio, la descrizione di vignette richiede da parte del soggetto la messa in atto di meccanismi inferenziali, il racconto di una storiella ben conosciuta (ad esempio Cenerentola), di una procedura (ad esempio la descrizione di come ci si allaccia le scarpe) o di un evento autobiografico particolare, possono richiedere l'attivazione di altri meccanismi cognitivi, come la memoria semantica, la memoria procedurale, la memoria autobiografica, ecc.

Un'ultima ma non per questo meno importante annotazione riguarda la dimensione del campione di linguaggio che si deve ottenere perché la valutazione possa essere considerata attendibile. Su questo punto non esistono studi approfonditi. L'unico lavoro che è stato condotto è quello di Brookshire e Nicholas (1994) limitatamente alla valutazione funzionale del contenuto informativo del discorso. Gli autori, analizzando campioni di linguaggio ottenuti utilizzando tipi diversi di stimoli (storielle raffigurate in immagini in sequenza o immagini singole), hanno mostrato che, perché la valutazione funzionale dell'informatività sia riproducibile, è indispensabile lavorare su campioni di almeno 400-500 parole per soggetto. Mancano purtroppo al momento dati che si riferiscano ai parametri derivati dall'analisi formale (strutturale) del discorso.

Procedure di elicitazione e trascrizione dei campioni di discorso

Nella situazione ideale di somministrazione del test, l'esaminatore e il soggetto siedono l'uno di fronte all'altro in una stanza silenziosa libera da elementi distraenti, davanti ad un un tavolo su cui siano collocati un registratore audio ed un microfono. Ogni risposta da parte del soggetto ed ogni incitazione da parte dell'esaminatore devono essere registrati. È essenziale che l'esaminatore si presenti come ignaro del contenuto degli stimoli presentati. Questo è facilmente ottenibile nel caso di stimoli visivi mediante l'uso di un leggio sul quale viene chiesto al soggetto di allineare le figure avendo cura che l'ascoltatore (l'esaminatore) non possa accedere al loro contenuto (si veda su questo punto Brennheise-Sarshad e coll., 1991). Ad esempio, parlare con la figura visibile anche all'esaminatore può facilitare la tendenza del paziente ad utilizzare la deissi (ad esempio, "questo qui che prende i biscotti" [in cui l'espressione deittica "questo qui" fa riferimento ad un "bambino"]), che può considerarsi un errore di omissione del referente "bambino" ma è pragmaticamente corretta dal momento che l'esaminatore è in grado di vedere di chi si sta parlando (Bates e coll., 1983).

Per assicurarsi che il soggetto abbia un'adeguata capacità di discriminazione visiva e allo scopo di escludere l'eventuale presenza di disturbi di natura eminattentiva che potrebbero interferire con il compito, è opportuno somministrare preliminarmente una figura da descrivere in modo da osservare se il soggetto abbia una buona percezione visiva ed abbia compreso correttamente la consegna. Infine, per evitare l'effetto interferente prodotto da eventuali disturbi di memoria, come nel caso di soggetti affetti da morbo di Alzheimer o di pazienti amnesici, la figura stimolo deve rimanere ben visibile al soggetto per tutta la durata della descrizione (Stemmer, 1999).

Le conversazioni o le descrizioni fornite dai soggetti vengono registrate su nastro magnetico e viene calcolato il tempo totale della descrizione di ogni figura/vignetta oppure dell'intero scambio conversazionale. Come si vedrà in seguito, il calcolo del tempo occorso al soggetto per completare la descrizione o la conversazione è un elemento fondamentale per determinarne il tasso di eloquio (vedi oltre). Terminata la prestazione, l'analista del discorso si occuperà di trascrivere ortograficamente l'intera produzione ponendo attenzione ad inserire nella trascrizione le parole lasciate eventualmente incomplete e registrando la presenza di pause vuote. Queste ultime verranno segnalate da sequenze di puntini di lunghezza approssimativamente proporzionale alla pausa. Una trascrizione veramente esaustiva e fedele richiederebbe un'accurata trascrizione fonetica del campione di linguaggio ottenuto con l'inclusione del tempo intercorso tra una pausa e l'altra e, soprattutto, con la notazione dei tratti prosodici che caratterizzano l'eloquio del soggetto. Un sistema di trascrizione di questo tipo, tuttavia, determinerebbe un notevole allungamento dei tempi di raccolta dei dati, risultando in tal modo anti-economico e troppo complesso per essere applicato nella normale pratica clinica o di ricerca. Di conseguenza, bisogna assumere che nel corso della trascrizione alcune informazioni vadano purtroppo perdute. Questo è uno dei motivi per cui è necessario che la trascrizione venga effettuata da almeno due esaminatori in modo indipendente e poi confrontata per determinarne quella più fedele. È inoltre indispensabile, nel corso dell'analisi, avere sempre a portata di mano la registrazione magnetica in modo da poterla consultare in caso di necessità.

Modalità di analisi del discorso

I campioni di linguaggio ottenuti secondo le modalità e con le procedure descritte nei paragrafi precedenti vengono sottoposti ad una analisi strutturale, con cui vengono descritte le strutture micro- e macrolinguistiche utilizzate, e funzionale, nei termini in cui l'analisi consente di determinare l'efficacia comunicativa.

L'analisi del campione di linguaggio procede in due tempi. In un primo momento (fase compilativa) vengono raccolti i dati ricavabili dal testo. In seguito (fase elaborativa) i dati così ottenuti vengono elaborati sotto forma numerica in modo da ottenere indici corrispondenti ad aspetti diversi della elaborazione del linguaggio. Questa suddivisione viene seguita nella nostra presentazione ed in particolare noi rinviamo alla parte elaborativa una discussione del valore diagnostico delle misure proposte in riferimento ad esperienze e dati nostri e/o presenti in letteratura. Ciò consentirà di descrivere (o interpretare) la performance del soggetto seguendo il modulo presentato in Appendice A.

Fase compilativa

La fase compilativa consiste nella raccolta dei dati dal campione di linguaggio prodotto dal soggetto e si articola in sei parti ognuna delle quali (ad eccezione della prima) preposta alla descrizione di un determinato livello di elaborazione del discorso.

Raccolta dati del soggetto e del test
Dopo aver inserito i dati riguardanti il soggetto (il nome, l'eventuale patologia, l'età anagrafica, la sua scolarità ed il sesso) ed il test (tipo di compito eseguito, data del test, durata della prova), vengono calcolati il numero di unità ed enunciati prodotti. Per calcolo delle **unità** (Haravon e coll., 1994) si intende la somma di tutto ciò che è stato prodotto, non solo le parole ben formate ma anche gli eventuali fillers fonologici, le ripetizioni di sillabe, le parole incomprensibili come ad esempio i neologismi o le parafasie fonologiche. Si noti che parole costituite da più unità concettuali devono essere considerate come 2 o più unità (ad esempio, la parola *dammelo* deve essere considerata come costituita da tre 3 unità [dà + me + lo]; *c'è* è composto da 2 unità [ci + è]; le preposizioni articolate come ad esempio *sulla* sono considerate come 2 unità [su + la]; ecc.). Importante per la descrizione strutturale del discorso è determinare il numero di **enunciati** che lo compongono (Shewan, 1988). Un enunciato è definibile come un pensiero completo espresso da una o più parole. Non è pos-

sibile fornire un criterio oggettivo per separare gli enunciati, tuttavia un buon metodo consiste nel separare i blocchi informativi prodotti sulla base di parametri come il contenuto (gruppi di parole che esprimono contenuti diversi sono interpretabili come enunciati diversi), l'intonazione e la presenza di pause più o meno prolungate. Un modo pratico per operare la segmentazione in enunciati consiste nel considerarli come strutture frasali. Una sequenza composta da due frasi principali collegate mediante l'inserzione di congiunzioni coordinanti (*e, anche*, ecc.) o disgiunzioni (*o, oppure*, ecc.) (come *la mamma lava e i figli giocano*) viene considerata come composta da due enunciati distinti (*la mamma lava* + *e i figli giocano*). Le frasi complesse (introdotte da congiunzioni causali, temporali, concessive, relative, ecc.) vengono considerate come un unico enunciato (*la mamma parla ai figli che giocano*) ad eccezione dei casi in cui sia presente una prolungata pausa tra le due parti della frase complessa (*la mamma parla ai figli .... che giocano*). I fillers lessicali (ad esempio *Allora* iniziale di frase) possono essere considerati come enunciati a sé stanti solamente nei casi in cui sia presente una prolungata pausa tra il filler in questione ed il resto della frase. In una sequenza come "*Allora ... e lì riesce a prendere l'altra compagna*" è possibile distinguere due enunciati: il primo è costituito dal filler "*allora* ", mentre il secondo è costituito dalla sequenza "*e lì riesce a prendere l'altra compagna* ".

La difficoltà inerente alla suddivisione degli enunciati diventa ancora maggiore in presenza di discorsi prodotti da certe tipologie di pazienti. Nelle produzioni fornite da pazienti non fluenti, ad esempio, la segmentazione degli enunciati è resa difficile dalla esiguità della produzione, che spesso si limita a poche parole difficilmente riconoscibili a causa delle numerose parafasie fonologiche o errori fonetico-articolatori presenti nel campione di linguaggio, e dall'uso inappropriato di pause. Difficoltà di natura opposta ma pur sempre ingenti si riscontrano nella segmentazione degli enunciati di pazienti fluenti che, al contrario, tendono a produrre un numero eccessivo di parole in relazione a quello che riescono a comunicare, riempiendo le loro descrizioni di non-parole o di parafasie semantiche o verbali che rendono ugualmente difficile la distinzione tra i blocchi informativi e quindi la segmentazione in enunciati.

Sezione di analisi fonologica

Progettata per analizzare la produzione articolatoria e fonologica dei soggetti, questa seconda sezione consente di determinare la presenza o meno di problemi nella elaborazione fonologica da parte del soggetto. Una prima valutazione riguarda il computo dei **fillers sillabici** presenti nel campione di linguaggio prodotto. I fillers sillabici sono pause piene costituite da singoli suoni, fonemi, sillabe o frammenti di parola presenti nel testo. Nel conteggio, ogni filler sillabico viene contato come un'occorrenza. Nella frase *Il s signore va a ca casa* il primo fonema isolato /s/ e il frammento di parola *ca* costituiscono due fillers sillabici: "Il s signore va a *ca* casa". Ogni ripetizione di un filler sillabico viene contata come una nuova occorrenza. Ad esempio, nell'enunciato "Il s s s signore va a ca casa" si contano 4 fillers sillabici (Il s s s signore va a *ca* casa). A questo punto viene calcolato il numero totale delle **parafasie fo-**

nologiche o fonemiche (Glosser e Deser, 1990; Haravon e coll., 1994) e dei **neologismi** presenti nel testo. Con il termine parafasia fonologica si indica una parola riconoscibile ma fonologicamente deviante per la selezione errata di alcuni tratti distintivi oppure per la omissione, sostituzione o aggiunta di materiale fonologico estraneo alla parola target (ad esempio *piappi* al posto di *piatti*, *tranto* invece di *tanto*, *seda* al posto di *sedia*). Ogni parafasia fonemica viene considerata come un'occorrenza. Per neologismo si intende una parola non esistente e non comprensibile (ad esempio *pirricchi* al posto del termine *picnic*). La rilevanza diagnostica di questi errori nel caso dell'afasia è stata messa in evidenza da Brookshire e Nicholas (1995) che hanno notato come l'incidenza di filler sillabici, false partenze, parafasie fonologiche e neologismi sia discriminante nella diagnosi di afasia fluente e non-fluente.

Sezione di analisi lessicale
Valutate le competenze fonologiche del soggetto, l'analisi si sposta sul versante lessicale. Una prima misura riguarda il calcolo del **numero totale delle parole** fonologicamente ben formate che formano il testo. Vengono di conseguenza escluse dal novero delle parole le parafasie fonemiche, i neologismi ed i fillers sillabici, mentre vi vengono incluse le ripetizioni lessicali, le parafasie semantiche e verbali, i fillers lessicali, i termini indefiniti ed i paragrammatismi (vedi oltre). In particolare, la differenza tra il numero totale di unità ed il numero totale di parole consiste nel fatto che mentre nelle unità viene inserito tutto ciò che è stato prodotto, incluse le non-parole (cioè parole inesistenti nel lessico della lingua parlata dal soggetto) e le parole tronche, tra le parole vengono inserite solamente le parole realmente esistenti e correttamente formate. Si noti che le preposizioni articolate costituiscono due unità ma anche due parole (*sulla* = su + la).

Similmente, anche le forme contratte vengono considerate come due parole (*co-s'è* = 2 parole e 2 unità). Le parole composte da più unità concettuali non vengono considerate come una sola parola ma come tante parole quante sono le unità concettuali (dammelo = 3 parole, 3 unità [da + me + lo]; dargli = 2 parole e 2 unità [dare + gli]; si ferma = 2 parole e 2 unità; chiamarlo = 2 parole e 2 unità [chiamare + lui]; c'è = 2 parole e 2 unità; ci sono = 2 parole e 2 unità; ecc.). Quindi nella frase *Il s s s signore va a ca ca casa* sono presenti 5 parole (il s s s signore va a ca ca casa) pur in presenza di 10 unità.

Una volta determinato il numero delle parole prodotte, è necessario considerare quante di esse siano realmente ben usate e pertinenti alla situazione comunicativa (si veda la Tabella 3.1 per uno schema dei più comuni tipi di errori lessicali). Innanzitutto viene calcolato il numero totale di **ripetizioni di parola** presenti nel testo (Haravon e coll., 1994). Ogni ripetizione lessicale è considerata come un'occorrenza, per cui nella frase *Il il signore va a casa* il secondo articolo viene contato come una ripetizione di parola. Similmente, bisogna tenere in considerazione la presenza delle parole contenute nelle **ripetizioni di sintagma** (Haravon e coll., 1994), nelle **ripetizio-**

ni di frase e nei **fillers frasali**. Ad esempio nella sequenza *Maria va a casa a casa* il secondo sintagma preposizionale (*a casa*) viene considerato una ripetizione di sintagma. Similmente, in *Il signore si gira ... il signore si gira* il secondo enunciato viene considerato una ripetizione di frase e nella sequenza *Il signore va a casa ... mi pare che sia così* l'inciso "mi pare che sia così" non apporta alcun significato aggiuntivo alla descrizione e costituisce una pausa piena formata da un'intera frase. Vengono inoltre considerati il totale dei **fillers lessicali** e delle **parole indefinite** (Glosser e Deser, 1990) che formano il testo. Per filler lessicale si intende una pausa piena (una interruzione del flusso informativo) composta da una parola esistente nel lessico italiano e ben articolata dal soggetto.

Ogni filler lessicale viene considerato come un'occorrenza. Nell'enunciato *Il signore, diciamo, va a casa* l'inciso "diciamo" viene contato come un filler lessicale. Le parole indefinite, invece, sono parole vaghe come *coso* o *cosa* utilizzate nei casi in cui il soggetto non riesca a reperire la parola target nel proprio lessico mentale. Per parola indefinita si intende anche l'uso di pronomi o avverbi deittici in assenza di un termine preciso precedentemente introdotto. Ad esempio, se un paziente esordisce nella descrizione di una figura dicendo "questo qui", queste due parole vengono incluse nel novero delle parole indefinite poiché non consentono all'ascoltatore ignaro della figura di identificare il referente. L'incidenza di tali errori è stata dimostrata di elevato potere diagnostico nel caso di afasie fluenti e nonfluenti (Brookshire e Nicholas, 1995).

Importante è a questo punto il calcolo del totale di parafasie semantiche, parafasie verbali e paragrammatismi (Glosser e Deser, 1990; Haravon e coll., 1994) prodotti dal soggetto. Per **parafasia semantica** si intende una parola contestualmente errata ma semanticamente correlata alla parola target. Ad esempio, se al posto della parola target *sedia* il soggetto produce *armadio*, evidentemente è stata attivata la categoria semantica corretta, quella del MOBILIO, con tutte le entrate lessicali ad essa collegate. L'attivazione maggiore non è stata tuttavia quella della parola target ma quella di una parola che con essa condivide alcuni tratti semantici. Le **parafasie verbali** sono invece parole contestualmente errate e semanticamente non correlate con la parola target (ad esempio *banana* al posto di *sedia*). Errori lessicali sono anche i **paragrammatismi**. Vengono definite paragrammatiche le produzioni verbali caratterizzate da un eloquio costellato di sostituzioni di morfemi liberi, in particolare funtori, o legati (flessivi e derivazionali). Si consideri ad esempio il caso fornito dalla frase **Il macchina si è rotto*. In un enunciato di questo tipo è possibile verificare la presenza sia di un paragrammatismo nell'uso dei funtori (nel sintagma nominale **Il macchina* l'articolo maschile singolare sostituisce l'articolo femminile singolare *la* richiesto dalla testa nominale *macchina*) sia di un paragrammatismo legato (nel sintagma verbale **si è rotto* al corretto morfema flessivo femminile singolare -*a* è stato sostituito il morfema flessivo maschile singolare-*o* violando in tal modo il vincolo di accordo che lega la testa nominale *macchina* al verbo).

Tabella 3.1. Errori di elaborazione lessicale relativi alla parola target *piatti*

Tipo di errore	Produzione del soggetto	Descrizione dell'errore
Parafasia fonemica	Piappi	Errata selezione del tratto fonologico [+ labiale] al posto del tratto [dentale] nella sequenza [pp]
Frammento di parola	Piat	La parola target *piatti* viene iniziata ma non portata a termine
Neologismo	Prippi	La parola prodotta è irriconoscibile
Paragrammatismo	Piatto	La parola è corretta dal punto di vista semantico e fonologico ma non dal punto di vista morfologico dal momento che il morfo flessivo -o è stato selezionato in modo errato al posto del morfo target -i
Parafasia semantica	Scodelle	La parola selezionata è errata ma semanticamente correlata alla parola target *piatti*
Parafasia verbale	Giardini	La parola selezionata è semanticamente errata e non correlata alla parola target

Dopo aver sottratto dal totale delle parole fonologicamente ben formate l'insieme delle parole non pertinenti o errate da un punto di vista semantico, è possibile determinare la quantità delle **entrate lessicali principali (ELP)** presenti nel testo. Si tratta dell'insieme delle parole che veicolano in modo accurato ed informativo i significati principali pertinenti al contesto. Vengono di conseguenza escluse dal conteggio delle ELP tutte le parole presenti nelle ripetizioni (lessicali, sintagmatiche o frasali), nei fillers (lessicali o frasali) e tutte quelle parole che sono state conteggiate come parafasie, paragrammatismi o parole indefinite. Come si vedrà in seguito, dovranno essere escluse dal conteggio delle ELP anche le parole che formano errori di coerenza o di coesione come nel caso delle parole con assenza di referente, e quelle incluse negli enunciati tangenziali e nelle formulazioni errate. Vengono quindi considerate ELP solamente quelle parole fonologicamente ben formate che apportano un'informazione nuova (quindi vengono escluse le ripetizioni), precisa (vengono escluse non solo le parafasie verbali e semantiche ma anche i paragrammatismi ed i termini indefiniti) e saliente (vengono esclusi i filler lessicali e le parole che compongono gli enunciati tangenziali ed i fillers frasali [vedi oltre]). Ad esempio, nell'enunciato *Il il s s s signore, diciamo, va a ca casa* sono presenti 11 unità, 7 parole (il il s s s signore, diciamo, va a ca casa) ma solamente 5 ELP (il il s s s signore, diciamo, va a ca casa): il secondo articolo è una ripetizione di parola (il il s s s signore, diciamo, va a ca casa); i fonemi / s / sono tre filler fonologici (il il s s s signore, diciamo, va a ca casa); l'inciso è un filler lessicale (il il s s s signore, diciamo, va a ca casa); infine la sillaba aperta / ca / costituisce un ulteriore filler fonologico (il il s s s signore, diciamo, va a <u>ca</u> casa). Le ELP corrispondono in definitiva alle unità di informazione corretta (CIU) descritte nel Capitolo 2 e che verranno discusse nel paragrafo sull'analisi funzionale del discorso.

Le entrate lessicali principali possono essere suddivise in due gruppi principali: **parole contenuto e parole funzione** (o funtori) (Haravon e coll., 1994):

a) Per determinare la quantità di parole contenuto presenti nel testo si calcola il totale dei <u>nomi</u>, dei <u>verbi principali</u>, degli <u>aggettivi qualificativi</u> e degli <u>avverbi</u> veicolati dal testo. In particolare, per verbo principale si intende la base lessicale verbale, ad esclusione degli ausiliari, dei modali e della copula nei predicati nominali (elementi verbali che vengono inseriti in blocco nel campo dei funtori). Forme con il clitico " ci " o " si " vengono considerate come parole a parte rispetto al verbo (*ci vedo* o *si mangia* vengono scomposte in 2 unità, 2 parole, 1 verbo più un'altra parola).

b) Il calcolo dei funtori consiste nella somma di tutte le parole funzione presenti nel testo. In particolare, viene calcolato il totale dei <u>pronomi</u> (personali, dimostrativi, relativi, interrogativi, indefiniti e possessivi) prodotti. Ad esempio, in *chiamarlo* vengono individuate due unità, due parole e due entrate lessicali principali, di cui la prima è un verbo principale (*chiamare*) e la seconda è un pronome personale (*-lo*). Similmente vengono calcolati i <u>numerali</u> (*ci sono <u>due</u> bambini*) e gli <u>aggettivi non qualificativi</u>, ovvero gli aggettivi possessivi, indefiniti e dimostrativi presenti nel testo. Viene inoltre ottenuto il totale delle <u>copule, ausiliari e verbi modali</u> (ad esempio, nella sequenza *ha mangiato* si contano 2 unità, 2 parole, 1 ausiliare ed 1 verbo principale), delle <u>congiunzioni</u>, delle <u>preposizioni</u>[8] e degli <u>articoli</u> prodotti dal soggetto.

Sezione di analisi sintattica

L'analisi può a questo punto essere estesa al livello di elaborazione sintattica. Viene calcolato il totale delle **frasi grammaticalmente complete** (Saffran, 1989; Thompson e coll., 1996) e delle **frasi complesse** (Shewan, 1988). Una frase viene considerata grammaticalmente completa se tutti gli argomenti richiesti dal verbo sono stati inseriti in modo appropriato nel corpo della frase. Ad esempio, l'enunciato *L'uomo mangia la mela* è una frase grammaticalmente completa poiché il verbo *mangiare* richiede la presenza di una persona che compia l'atto di mangiare e di una cosa che venga mangiata[9]. Un enunciato come *L'uomo la mela* non può invece essere considerato come una frase completa, poiché vi manca il verbo. Per frase complessa si intende invece una frase ben formata costituita da almeno una proposizione principale ed una subordinata. Le proposizioni principali connesse attraverso congiunzioni o dis-

---

[8] Si ricordi che le preposizioni articolate vengono scisse nella preposizione e nell'articolo corrispondenti (ad esempio, della → di + la; nella → in + la; ecc.).
[9] Poiché discutere in questa sede la natura della teoria tematica e della struttura argomentale delle parole richiederebbe una deviazione troppo lunga dal tema principale della discussione, per un'approfondita descrizione delle strutture morfosintattiche si rimanda a Marini (2001).

giunzioni (e/o) sono considerate frasi non complesse e devono quindi essere escluse dal conteggio. Di conseguenza una sequenza come *L'uomo mangia la mela perché
ha fame* viene conteggiata sia come frase completa che come frase complessa. Al
contrario la sequenza *L'uomo mangia la mela e il cane lo segue* viene conteggiata
come due frasi complete che tuttavia non formano una frase complessa.

Sezione di analisi semantico-concettuale

L'analisi può a questo punto essere estesa al livello di elaborazione semantico-concettuale della produzione del soggetto. Per poter determinare non solo la quantità ma
anche la qualità della elaborazione semantico concettuale dei soggetti, devono essere
individuati i nuclei tematici espressi in ciascuna storia-stimolo e che quindi ci si
aspetta che il soggetto dovrà trattare. Naturalmente, questo tipo di analisi sarà particolarmente affidabile nei casi in cui la somministrazione del compito possa venire accuratamente controllata, come nel caso di compito di descrizione di figure o vignette in sequenza o di ripetizione di storie lette o presentate preventivamente per
via orale. Questa affidabilità diminuisce in compiti di racconto a partire da storie
ben conosciute (ad esempio "Cappuccetto Rosso") o di discorso procedurale e naturalmente diventa ancora meno controllabile nel caso si parli di eventi personali
del soggetto. Abitualmente, l'uso di figure altamente standardizzate (come ad esempio il caso del Cookie Theft) rende questa analisi abbastanza facile perché ci si può
riferire a valori normativi. In mancanza di questo requisito, lo sperimentatore o il clinico possono organizzare delle liste di unità tematiche facendo riferimento alla loro esperienza. L'insieme delle unità tematiche ottenute dovrà essere diviso in base a
due criteri: le informazioni cruciali dovranno essere divise dai dettagli (vedi Capitolo
1) e a loro volta sia le une che le altre andranno divise in elementi principali/secon-
dari ed azioni principali/secondarie. In questo modo si otterrà una griglia storia-
specifica di riferimento che consentirà all'esaminatore di determinare non solo quante unità tematiche siano state individuate e descritte dal soggetto, ma anche il tipo
di unità tematiche che sono state da lui selezionate come principali e/o secondarie.
Ulteriori suggerimenti a questo proposito possono essere trovati in Yorkston e
Beukelman (1980), Ulatowska e coll. (1981) e Nicholas e Brookshire (1995).
L'esaminatore provvederà a conteggiare l'occorrenza di tutte le unità tematiche identificabili nel campione di linguaggio fornito dal soggetto.

Sezione di analisi testuale

L'analisi del livello di elaborazione testuale prende in considerazione i meccanismi
di coerenza e di coesione messi in atto dal soggetto (Halliday e Hasan, 1976; Glosser
e Deser, 1990; Chenery e Murdoch, 1994; Davis e coll., 1997) (Tabella 3.2).
    La *coesione* di un testo viene valutata sia in termini positivi, quantificando il li-
vello di coesione degli enunciati prodotti dal soggetto, sia in termini negativi, determinando i casi in cui i legami coesivi sono inadeguati o completamente inesistenti. La presenza di **legami coesivi corretti** viene quantificata sommando tutte le
volte che, nel corso di una descrizione o di una conversazione, gli enunciati prodot-

ti sono collegati da legami coesivi corretti. Viene considerato corretto un legame coesivo che leghi un enunciato all'enunciato precedente oppure a quello ad esso immediatamente precedente. Vengono quindi considerati i legami di coreferenza pronominale (ad esempio *La signora*$_i$ *apre ... lei*$_i$ *è felice*), la coreferenza lessicale (ad esempio, *La macchina correva troppo ... il veicolo sbandò*), la presenza di congiunzioni o avverbi che leghino un enunciato al precedente (come in *Il signore entra in una casa*$_i$ *... lì*$_i$ *si siede in cucina* oppure *Il cane lo segue ... poi se ne va*), la presenza di parole che facciano riferimento alla medesima sfera semantica (ad esempio *I*

Tabella 3.2. Per fornire un esempio di analisi dei livelli di coesione e di coerenza nella produzione di una descrizione, vengono in questa tabella forniti tre campioni di linguaggio ottenuti mediante somministrazione della figura del Cookie Theft. Il primo campione di linguaggio è stato prodotto da un soggetto sano di controllo, mentre il secondo ed il terzo campione sono stati prodotti da due soggetti con trauma cranico

---

Soggetto di controllo (tempo 45 sec)
C'è un ragazzino su uno sgabello che sta prendendo i biscotti riposti in un contenitore dentro una credenza ed una bambina che tende la mano per averne uno. Sulla destra invece c'è presumibilmente la mamma di questi bambini che sta asciugando delle stoviglie. Nel frattempo ha dimenticato il rubinetto aperto per cui dal lavabo fuoriesce acqua.

Commento
Il soggetto ha prodotto un campione di linguaggio adeguato tanto dal punto di vista microlinguistico quanto da quello macrolinguistico. Gli elementi che forniscono un'adeguata coesione e coerenza sono sottolineati. Come si può vedere, gli enunciati prodotti vengono connessi in modo da formare una storia coesa e coerente mediante l'uso di segnali linguistici come "sulla destra invece" e "nel frattempo" che orientano rispettivamente nello spazio e nel tempo quanto si sta per dire rispetto a quanto si è già detto, e l'uso dell'aggettivo dimostrativo "questi" che rimanda tanto ad una funzione deittica (l'atto di indicare i bambini presenti nella figura da descrivere) quanto ad una funzione di coreferenzialità rispetto ai referenti introdotti nell'enunciato precedente.

Soggetto AF con trauma cranico (tempo 40 sec)
"Vedo che ci sta un ragazzo su uno sgabello e sta cadendo. Poi c'è un barattolo con i biscotti dentro, poi c'è il lavello con l'acqua che esce fuori. La signorina, la signora che sta lavando i piatti. Sta ragazzina qua dice dammene uno. Poi c'è le finestre, le tendine, questo è schiuma, questo è fuori, c'è il giardino. Questa è una finestra con il giardino".

Soggetto BC con trauma cranico (tempo 43 sec)
"Qua e questo che sta cadendo da sopra lo sgabello e l'acqua che si versa dal lavandino, dal lavello e la donna che sta con i piatti in mano e l'asciuga e questa ragazza che resta spaventata perché sta cadendo lui con i piatti".

Commento
Se si eccettua l'introduzione di alcuni fillers lessicali e di alcune ripetizioni, entrambi i pazienti non presentano rilevanti problemi nella organizzazione microlinguistica del loro discorso. In effetti, tanto a livello fonologico quanto a livello morfosintattico producono un messaggio abbastanza adeguato. Nonostante ciò, i due pazienti non sono tuttavia in grado di strutturare gli enunciati in modo da formare una storia coesa e coerente. In altri termini, non instaurano legami di tipo coesivo e/o di coerenza tra gli enunciati, che così rimangono completamente slegati fra loro.

bambini sono in cucina … la madre lava i piatti), ecc. Il **numero totale di errori coesivi** viene invece calcolato sommando il totale dei funtori coesivi usati in maniera errata e degli aposiopesis (Tabella 3.3). L'**uso errato di funtori coesivi** (Chenery e Murdoch, 1994; Glosser e Deser, 1990) rispecchia un uso inappropriato dei connettori frasali (perché, sebbene, quando, ecc.). Naturalmente, rientrano tra gli errori coesivi anche i casi in cui viene usato un pronome senza che ne sia chiaro il referente (Orange e coll., 1998). L'**aposiopesis** (Haravon e coll., 1994) è invece una brusca interruzione del flusso comunicativo, come nel caso dei due enunciati *Il papà va a … Carlo ha comprato una macchina nuova* (dove Carlo è il "papà" di cui si parla nella prima parte e dove si intende dire che il papà va ad un autosalone per comprare una macchina nuova). Come si vede, il filo logico del discorso non viene interrotto, essendo altresì interrotto unicamente il flusso coesivo[10].

La coerenza viene invece determinata in base ai due parametri della coerenza locale e della coerenza globale. Come si è detto nel Capitolo 1, il termine "coerenza" descrive gli aspetti di organizzazione concettuale delle frasi prodotte mediante elaborazioni microlinguistiche. Di conseguenza, la coerenza di un testo o un discorso dipende dalla capacità del locutore/scrittore di mantenere l'unità tematica del discorso integrando le proposizioni tra loro. Tale integrazione avviene a due livelli: un livello "locale", tra pochi enunciati, oppure a livello "globale" mediante l'instaurazione di rapporti tematici tra tutti gli enunciati presenti nel testo o discorso in relazione alla presenza di una trama, linea di pensiero o tematica principale complessiva.

La *coerenza locale* viene quantificata calcolando il numero totale di volte in cui si riscontra una assenza di referente e/o un *thematic shift* (letteralmente, "spostamento tematico") (Tabella 3.3). Per **assenza di referente** (Chenery e Murdoch, 1994) viene riportato il numero totale degli usi inappropriati di espressioni referenziali (nomi propri e comuni), pronomi ed anafore non direttamente riconducibili ai loro referenti. Sono invece *thematic shift* tutti quei casi in cui tra un enunciato ed il seguente avviene uno "slittamento tematico" che interrompe la continuità semantica del discorso. Ad esempio, tra i due enunciati "*sto andando a … la bambina rompe il piatto*" si verifica una frattura concettuale, poiché il secondo enunciato non completa il concetto introdotto e non finito nell'enunciato precedente. Ciò che differenzia le aposiopesis dai thematic shifts è il fatto che mentre le aposiopesis interessano un'interruzione del flusso coesivo della frase ma il filo logico-concettuale viene mantenuto, nel *thematic shift* viene spezzato il filo logico dell'argomentazione con l'introduzione di una nuova unità concettuale.

Infine, gli errori nel mantenimento della *coerenza globale* vengono calcolati sommando il totale degli enunciati tangenziali o comunque non pertinenti al contesto prodotti dal soggetto. Per **enunciato tangenziale** si intendono quei casi in cui durante la

---

[10] In realtà, in Haravon e coll. (1994) per aposiopesis si intende un'interruzione brusca del flusso comunicativo cui non segua tuttavia l'introduzione repentina ed incoerente di altri nuclei tematici. In altri termini, quello che in Haravon e coll. viene usato come aposiopesis corrisponde in questo lavoro al *thematic shift* presente nella sezione che analizza la coerenza del testo (vedi oltre).

conversazione o la descrizione un nucleo concettuale scatena in modo incontrolla-
to una serie di associazioni irrilevanti. Ad esempio, nel caso in cui il soggetto debba
descrivere una scena in cui delle persone fanno un picnic, vengono considerati come tangenziali tutti quegli enunciati che, non essendo pertinenti al contesto, intro-
ducono tematiche completamente estranee ad esso come in "*Questo è un picnic ... nella mia vita ho fatto molti picnic ... mi piacciono i picnic ...*" in cui il secondo ed il terzo enunciato sono chiaramente tangenziali. Vengono inoltre calcolati anche tutti gli
altri **enunciati che sono chiaramente non pertinenti al contesto** pur non essendo
esplicitamente tangenziali (Orange e coll., 1998)[11].

Tabella 3.3. Esempi di errori di coesione e di coerenza locale

Tipo di errore	Produzione del soggetto	Descrizione dell'errore
Uso errato di funtori coesivi	/Il signore fa volare l'aquilone/ /Ma il bimbo pesca/	Tra i due enunciati viene instaurato un rapporto coesivo errato. Il connettore *ma* è sbagliato. Al suo posto avrebbero potuto essere prodotti connettori del tipo *e, poi, più in là*, ecc.
Aposiopesis	/Il signore fa vo.../ /Il giovanotto fa volare l'aquilone/	Il primo enunciato non è stato completato. Questo porta ad una rottura nel flusso coesivo del discorso. L'informazione viene tuttavia ripresa e completata dal secondo enunciato. Per questo motivo l'interruzione nella coesione non determina anche una interruzione nella coerenza locale del discorso
Assenza di referente	/Il signore fa volare l'aquilone/ /Lei si diverte/	L'azione descritta nel secondo enunciato presuppone un agente diverso da quello del primo enunciato. Nonostante ciò, nel secondo enunciato non viene introdotto in modo esplicito l'agente della nuova azione. L'uso del pronome dunque è inappropriato in quanto determina un problema di coerenza interna
Thematic shift	/Il signore fa .../ /Il bambino pesca/	Il primo enunciato non è stato completato. Questo porta ad una rottura nel flusso coesivo del discorso. L'informazione non viene completata dal secondo enunciato ma viene lasciata cadere. Per questo motivo l'interruzione nella coesione determina in questo caso anche un'interruzione nella coerenza locale del discorso

---

[11] In particolare, in Orange e coll. (1998) si fa riferimento al concetto di "off-topic utterance", un enunciato non pertinente al tema della discussione nel senso che non fornisce contributi all'avanzamento od al mantenimento del tema principale della discussione o di una descrizione. Gli autori suggeriscono di considerare "off-topic" gli enunciati che non mostrano una diretta relazione con la discussione o descrizione in corso; quelli che veicolano informazioni false o comunque errate in relazione al tema della discussione o della descrizione; quegli enunciati che siano delle perseverazioni (cioè enunciati che continuano un tema della conversazione precedentemente esaurito quando un nuovo tema sia stato già introdotto).

Fase elaborativa

I dati così raccolti vengono elaborati in modo da ottenere rapporti storia-indipendenti che possano essere replicabili. Ovviamente, come abbiamo accennato in precedenza, la replicabilità dei risultati non può prescindere dalla estensione del campione, nei termini in cui maggiore è il campione di linguaggio utilizzato, più affidabili saranno i risultati. Buon senso vuole che lo sperimentatore o il clinico si muovano su campioni di almeno 400-500 parole ottenuti eventualmente mediante somministrazione di più stimoli. Uguale attenzione andrà poi posta nel differenziare gli stimoli ed i compiti in funzione del tipo di paziente che si sta esaminando. Ad esempio Ulatowska e coll. (1988) hanno dimostrato che i pazienti con demenza producono campioni di linguaggio con un contenuto informativo, in termini di numero di temi citati, normale nel caso di descrizione di figure ma ridotto in compiti di racconto procedurale. Sarà quindi compito dell'esaminatore scegliere il compito da somministrare al soggetto in funzione del tipo di paziente e dei suoi interessi specifici ovvero includere a priori differenti compiti nell'esame in maniera da ottenere un esauriente campionamento delle capacità di discorso del soggetto in esame.

I rapporti cui si faceva riferimento consentono di ottenere informazioni circa la produttività, la competenza morfo-lessicale, la competenza morfosintattica, la selezione tematica e l'organizzazione testuale da parte del soggetto.

Produttività

Oltre al numero totale di parole prodotte, importanti informazioni sulla produttività del soggetto derivano dal **tasso di fluenza** (dall'inglese *speech rate* [Shewan, 1988; Saffran e coll., 1989; Nicholas e Brookshire, 1993]), calcolato dividendo il numero di parole prodotte per la durata (in secondi) della produzione e moltiplicando questo valore per 60. Quindi se un soggetto ha prodotto un testo costituito da 100 parole in 2 minuti e 20 secondi, il tasso di fluenza corrispondente è 100/140 x 60 = 42,85 parole al minuto. È facile intuire quanto questo indice sia utile nella pratica clinica dal momento che esso nella maggior parte dei casi ha un elevatissimo potere diagnostico (Yorkston e Beukelman, 1980; Shewan, 1988, Nicholas e Brookshire, 1993) e può essere utilizzato per seguire nel tempo pazienti con afasia non fluente.

Per determinare la capacità del soggetto di estrarre dal suo lessico mentale parole fonologicamente accurate può essere calcolato un **indice di selezione lessicale** dividendo il numero totale delle parole per il numero totale di unità prodotte. Di conseguenza, se un soggetto produce 60 unità di cui solo 37 sono parole fonologicamente ben formate, l'indice di selezione lessicale della sua produzione è 37/60 = 0,62, il che vale a dire che il soggetto ha prodotto 0,62 parole per ogni unità. Naturalmente, la produzione ottimale dovrebbe prevedere un rapporto 1:1 delle unità e delle parole prodotte. Di conseguenza, tanto più basso è l'indice tanto maggiori problemi il soggetto in questione presenta nel tentativo di estrarre dal lessico parole fonologicamente accurate. È da notare che questo indice tiene conto della produzione di fillers sillabici, parafasie, neologismi ed errori fonetico-articolatori. Pertanto, pur non essendo stato utilizzato in alcun lavoro in letteratura ne suggeriamo l'uso particolarmente per quei pazienti le cui difficoltà fonologiche o fonetico-articolatorie possano comportare un indice particolarmente basso.

Se si è constatata una difficoltà nell'elaborazione fonologica delle parole (e quindi si è ottenuto un punteggio basso nell'indice di selezione lessicale) l'analisi può essere approfondita in modo da accertare le cause di questa bassa performance nella selezione lessicale. Ad esempio, Nicholas e coll. (1985), confrontando le prestazioni di pazienti con afasia fluente e pazienti con demenza di Alzheimer, mettevano in evidenza in entrambi i casi un ridotto contenuto lessicale nelle loro descrizioni della figura del Cookie Theft. Gli autori, tuttavia, facevano notare che i due gruppi di pazienti erano differenti sul piano dell'elaborazione fonologica delle parole in quanto i pazienti con afasia fluente producevano una quantità maggiore di parafasie fonologiche e neologismi rispetto ai pazienti dementi. Ciò suggeriva che il ridotto contenuto lessicale nelle due popolazioni poteva essere dovuto a cause diverse (vedi anche Glosser e Deser, 1990). Ciò testimonia come utilizzare parametri di questo tipo possa essere significativo sul piano diagnostico. Pertanto, in caso di necessità, può essere calcolato un indice della produzione di parafasie fonologiche, dei neologismi o dei fillers fonologici presenti nel campione di linguaggio prodotto. Questi tre indici si calcolano dividendo, rispettivamente, il totale delle parafasie fonologiche o dei neologismi o dei fillers fonologici per il numero di unità prodotte. Supponiamo che il soggetto abbia prodotto 120 unità tra cui 12 parafasie fonologiche, 20 neologismi e 7 fillers fonologici. In questo caso l'**indice della produzione delle parafasie fonologiche** si ottiene calcolando 12/120 = 0,1. Similmente, l'**indice della produzione dei neologismi** si calcola dividendo 20/120 = 0,16 ed infine l'**indice della produzione di fillers fonologici** calcolando 7/120 = 0,06. L'analisi avrebbe dunque rivelato che il problema nella selezione lessicale del soggetto era dovuto prevalentemente ad una produzione massiccia di neologismi.

Competenza morfo-lessicale
È importante quantificare l'eventuale presenza di problemi di natura semantico-lessicale calcolando un **indice della produzione di parafasie lessicali** (semantiche e verbali) dividendo il numero di parafasie lessicali per il numero totale di parole presenti nel testo. Anche in questo caso è da ricordare che l'indice può avere una sua importante validità dal momento che la produzione di parafasie verbali è risultata discriminante tra pazienti con demenza di Alzheimer e pazienti con afasia fluente (Nicholas e coll., 1985; Glosser e Deser, 1990). Altri indici potrebbero concernere la composizione del linguaggio nei termini degli elementi lessicali principali prodotti. Noi vogliamo ad esempio ricordare che il **rapporto nome/verbo** si è dimostrato un potente indice diagnostico dei campioni di linguaggio di soggetti agrammatici, tanto che modificazioni di questo rapporto vengono anche utilizzate per il monitoraggio degli effetti di terapie specifiche per l'agrammatismo (Thompson e coll., 1996).

Competenza morfosintattica
Un primo dato circa la capacità del soggetto di dotare gli enunciati di un adeguato numero di parole deriva dall'indice che misura la **lunghezza media degli enunciati** (MLU, *Mean Lenght per Utterance* [Haravon e coll., 1994]), calcolato dividendo il numero di parole per il numero totale di enunciati presenti nel testo. Per ottenere più dettagliate informazioni sulla capacità del soggetto di strutturare le parole presenti negli enunciati in frasi grammaticalmente complete viene derivato un **indice di completezza sintattica** (Thompson e coll., 1996), calcolato mettendo in rapporto il numero totale di frasi grammaticalmente complete per il numero totale di enunciati. Similmente, per determinare la capacità del soggetto di formare frasi che non siano solo complete ma anche grammaticalmente complesse, viene derivato un **indice di complessità sintattica** (Shewan, 1988; Thompson e coll., 1996) dividendo il numero totale delle frasi complesse presenti nel testo per il numero totale di frasi complete.

Selezione tematica
Il livello di comunicatività tematica delle descrizioni prodotte dai soggetti viene quantificato calcolando un **indice di selezione tematica**, ricavabile dividendo il numero totale di unità tematiche elicitate per il numero massimo di unità tematiche potenzialmente identificabili in una determinata storia. È molto difficile definire un indice di accuratezza tematica dal momento che un parametro di questo genere dovrebbe tener conto di suddivisioni all'interno di una storia tra idee principali, dettagli o argomenti irrilevanti. Per operatori interessati ad elaborare indici di questo genere ci sembra opportuno rinviare al lavoro di Ulatowska e coll. (1981), in cui l'accuratezza tematica dei soggetti afasici veniva analizzata nei termini di presenza o assenza di eventi della storia da raccontare, o al lavoro di Brookshire e Nicholas (1995) sull'accuratezza nella citazione dei temi rappresentati in figure standard.

Organizzazione testuale
Per determinare i livelli di coesione raggiunti dal soggetto, si può calcolare un rapporto che determini quanti errori di coesione siano stati commessi dal soggetto nell'esecuzione di un determinato compito (**indice degli errori di coesione**) dividendo il numero totale degli errori di coesione per il numero di enunciati presenti nel testo. Si noti che nell'esperienza di Davis e coll. (1997) e nella nostra (Marini e coll., 2004a) l'indice di assenza di coesione discriminava tra soggetti cerebrolesi destri e controlli (normali e cerebrolesi sinistri non afasici). Inoltre, gli errori di coesione sembrano essere caratteristici dei soggetti con demenza di Alzheimer (Ripich e Terrell, 1988) e dei traumatizzati cranici (Glosser e Deser, 1990).

La coerenza viene quantificata con un **indice di errori di coerenza locale**, dividendo il totale degli errori di coerenza locale per il numero di enunciati, ed un **indice di errori di coerenza globale**, dividendo il totale degli enunciati tangenziali per il numero di enunciati prodotti. L'importanza di questi indici è dimostrata dalla presenza di numerosi lavori in letteratura che mostrano come errori di questo tipo caratterizzino molte popolazioni di soggetti cerebrolesi. Errori di coerenza sono stati infatti descritti in pazienti con lesione emisferica destra (Davis e coll., 1997; Marini e coll., 2004a), traumatizzati cranici (Coelho e coll., 1994; Mentis e Prutting, 1987; Glosser e Deser, 1990) ed infine in soggetti con demenza di Alzheimer (Ripich e Terrell, 1988; Glosser e Deser, 1990).

La valutazione funzionale del campione di linguaggio

La valutazione funzionale dei campioni di linguaggio è tradizionalmente ispirata al concetto di contenuto informativo elaborato inizialmente da Yorkston e Beukelman (1980) nei termini di CU (*Content Units*) e successivamente reintrodotta con successo da Nicholas e Brookshire (1993) con il loro concetto delle unità informative corrette, CIU (*Content Informative Units*). La nozione funzionale di CIU è stata riportata nel Capitolo 2. Essa vuole rappresentare la capacità di un soggetto di utilizzare parole per comunicare informazioni pertinenti al contesto in modo adeguatamente organizzato. Nella pratica, seguendo la definizione di CIU il lettore vedrà che essa coincide con il concetto di ELP descritto per esteso nel precedente paragrafo (p. 48). Ricordiamo inoltre che l'analisi proposta da Nicholas e Brookshire (1993) contempla anche delle misure calcolate quali la **velocità di produzione delle informazioni** (CIU/minuto) e un **indice di concisione informativa** (%CIU) in grado di descrivere la capacità del soggetto di selezionare le CIU appropriate a quello che vuole comunicare. Quest'ultimo si calcola determinando la percentuale di CIU per il totale delle parole prodotte (CIU x 100 / parole). La differenza tra l'indice di selezione lessicale e l'indice di concisione informativa consiste nel fatto che mentre nel primo caso si intende semplicemente la capacità di selezionare parole fonologicamente ben formate dal lessico, per concisione informativa si intende l'abilità di utilizzare le parole in modo appropriato al contesto (Tabella 3.4).

Tabella 3.4. Viene di seguito riportato un campione di linguaggio ottenuto mediante somministrazione della figura del Cookie Theft ad un soggetto afasico non fluente

"La piccola sorridente ...e ...ragazzo e scivola ...dopo la donna ...sci... ochno lavandino ...scorre, piatti ...asciugato ..."

Commento
Come si può notare, il soggetto ha un eloquio stentato con una fluenza estremamente bassa (si consideri che l'intero campione di linguaggio è stato ottenuto in 1 minuto e 40 secondi). I massicci problemi di natura microlinguistica (omissione di funtori, omissione di verbi, inserzione di un filler fonologico e di un neologismo) non consentono di estendere l'analisi sul versante della strutturazione macrolinguistica. Un'attenta valutazione funzionale, tuttavia, mostra come praticamente tutte le parole prodotte facciano un riferimento funzionalmente adeguato ad informazioni presenti nella figura e pertinenti al contesto (siano in altri termini ELP o CIU). In questo soggetto afasico non fluente è dunque evidente una dissociazione tra scarse abilità di elaborazione linguistica da un lato e relativamente adeguate abilità di selezione delle informazioni da veicolare dall'altro.

Gli stessi autori hanno inoltre proposto degli indici per determinare l'accuratezza delle citazioni prodotte dal paziente (Nicholas e Brookshire, 1995). Essi, infatti, partivano dall'osservazione che molto spesso gli indici di informatività da loro proposti (CIU, CIU/min, %CIU) possono dire se il soggetto ha descritto una quantità adeguata di temi ma non sono in grado di determinare la qualità della citazione. Seguendo questa constatazione, gli autori hanno elaborato un sistema di *rating* della qualità della citazione degli elementi tematici presenti nel campione. In base a questo criterio, ogni nucleo tematico (tra quelli identificabili nella figura stimolo) presente nel campione viene analizzato e classificato in quattro punteggi possibili:

1) Completo Accurato (CA): il soggetto ha individuato ed espresso in modo completo ed accurato il nucleo concettuale cui si fa riferimento (ad esempio, *la mamma lava i piatti*);

2) Completo Inaccurato (CI): il soggetto ha individuato in modo completo il nucleo tematico ma la sua descrizione non è formalmente (fonologicamente, morfologicamente o semanticamente) accurata (ad esempio *La mamma lavano i piatti* o *La mamma lada i piatti* o anche *La mamma lava le tazze*);

3) Incompleto (I): il soggetto ha individuato il nucleo tematico ma non è stato in grado di descriverlo in modo esauriente, includendo tutti gli argomenti richiesti dalla struttura argomentale della testa verbale (ad esempio *La mamma i piatti* o *la mamma lava*);

4) Assente (Ass): il soggetto non ha individuato il nucleo tematico.

Gli autori sono riusciti a dimostrare che questo rating discrimina adeguatamente tra pazienti afasici e controlli dal momento che i pazienti producono un numero di elementi tematici uguale a quello dei controlli ma si distinguono da questi ultimi per maggior numero di citazioni complete inaccurate. Purtroppo, non sono al momento disponibili altri dati a sostegno delle potenzialità cliniche di questo sistema di rating che, intuitivamente, dovrebbe evidenziare modificazioni del pattern di risposta di pazienti sottoposti a terapie riabilitative.

Analisi della competenza discorsiva in comprensione

L'analisi della comprensione del discorso è certamente un settore di ricerca in cui è stata raccolta una notevole quantità di dati sperimentali concernenti l'effetto di lesioni emisferiche focali ovvero di patologia diffusa del sistema nervoso centrale. Nel Capitolo 2 abbiamo citato lavori pionieristici che hanno esplorato quanto il sito lesionale possa condizionare l'interpretazione letterale o contestuale delle richieste indirette o del linguaggio metaforico e quanto questa analisi possa mettere in evidenza difficoltà nell'elaborazione del discorso in soggetti virtualmente esenti da deficit di linguaggio come i cerebrolesi destri o i soggetti con esito di trauma cranico chiuso. Questi primi risultati hanno dato il via ad una cospicua attività di ricerca volta a definire il ruolo e le specifiche competenze di ciascun emisfero nell'elaborazione di aspetti contestuali del discorso come l'humor, la prosodia emozionale, il linguaggio metaforico, le richieste indirette e le narrative. Tuttavia i tentativi di tradurre queste indicazioni in test formalizzati (ed eventualmente standardizzati per uso clinico) per l'analisi della competenza discorsiva costituiscono al momento delle eccezioni. Ciò è naturalmente legato alla difficoltà di tradurre questa cospicua mole di osservazioni sperimentali in uno strumento diagnostico omnicomprensivo. In questa sede cercheremo in ogni caso di dare una breve descrizione di due strumenti diagnostici, purtroppo non disponibili in versione italiana, ma potenzialmente utili a definire deficit di abilità discorsive in pazienti cerebrolesi.

Il primo di questi è costituito dalla *Right Hemisphere Communication Battery* (RHCB) messa a punto da Gardner e Brownell (1986). La batteria è composta da 11 subtest (alcuni in forma figurata) che esplorano il riconoscimento dell'humor (completamento coerente di una storiella bislacca, presentata verbalmente o raffigurata, mediante scelta tra più alternative), della prosodia emozionale, l'interpretazione di atti indiretti del linguaggio o di linguaggio metaforico, l'elaborazione di commenti sarcastici o di parole (in particolare aggettivi) che si prestano ad interpretazioni multiple (come ad esempio è il caso di "retta" nelle espressioni "una linea retta" o "una persona retta"), ed infine la comprensione di narrative. Come esplicitamente menzionato nel suo titolo e come evidenziato dal suo costrutto la batteria è stata messa a punto per i soggetti con danno emisferico destro che questi autori ritenevano elettivamente coinvolto nell'elaborazione di questi aspetti del discorso. Una versione adattata alla lingua ebraica messa a punto da Zaidel e coll. (2002) è stata somministrata a soggetti con lesione emisferica destra o sinistra ed a soggetti di controllo. Molti dei subtest discriminano tra cerebrolesi e controlli ma dai dati non emergono pattern differenti di compromissione per i due gruppi di cerebrolesi né correlazione con particolari siti lesionali. Un'importante correlazione emerge invece tra le prestazioni dei soggetti afasici alla batteria ed i risultati della valutazione afasiologica e tra le prestazioni dei cerebrolesi destri alla batteria ed a test cognitivi come le matrici progressive di Raven o subtest del WAIS-R. Inoltre, anche se l'analisi fattoriale metteva in evidenza due fattori alla base delle prestazioni dei pazienti, rispettivamente verbale e non-verbale, non erano evidenti correlazioni tra i due fattori ed il sito lesionale. Gli autori concludevano che non vi era nessun motivo di ritenere che la batteria fosse specifica per la disabilità comunicativa (elaborazione contestuale del discorso) da danno emisferico destro.

Questi stessi autori hanno elaborato una ulteriore batteria (*Implicature Battery*, Kasher e coll., 1999) ispirata al modello delle quattro massime di Grice (1975, vedi Capitolo 1). Queste vengono esplorate sottoponendo al paziente brevi conversazioni (parte verbale) o figure, abitualmente foto di dipinti (parte non-verbale) che violano le regole di qualità, quantità, rilevanza e di modalità di presentazione dell'informazione o dell'intenzione comunicativa. Al paziente viene chiesto di riconoscere ed esplicitare la violazione della regola presente nella conversazione o nella foto. Come per la RHCB, anche in questo caso gli autori mettevano in evidenza che afasici e cerebrolesi destri hanno prestazioni peggiori dei controlli ma nessuna differenza emergeva nel confronto tra i due gruppi di cerebrolesi né erano evidenti correlazioni tra pattern di prestazioni e siti lesionali che giustificassero l'assunto di Gardner e collaboratori di una specializzazione dell'emisfero destro in aspetti contestuali del discorso. Esula dai compiti del presente volume entrare nel merito del dibattito sulla lateralizzazione emisferica destra delle abilità discorsive messe in evidenza dalla batteria. Quello che ci preme sottolineare è che la batteria è in ogni caso capace di mettere in evidenza difficoltà nell'elaborazione di alcuni aspetti del discorso (in particolare quelli contestuali) in soggetti virtualmente esenti da deficit di linguaggio come i crebrolesi destri.

È da ricordare che, nonostante non costituisca un tentativo strutturato di batteria per la valutazione di deficit discorsivi[12] in un analogo protocollo per valutare la competenza del soggetto con esiti di trauma cranico nel trattare richieste dirette ed indirette, espressioni ironiche, tentativi di inganno, insuccessi comunicativi ed inferenze sull'atteggiamento mentale (Bara e coll., 1997), gli autori mettevano in evidenza prestazioni peggiori nei traumatizzati rispetto ai controlli.

È da notare tuttavia che i compiti previsti dalle batterie summenzionate (o dal protocollo di Bara e coll.) sono tuttavia abbastanza lontani dall'elaborazione del discorso che si verifica nella conversazione naturale. In altre parole comprendere il significato di una frase come "ti dispiace non fumare" nel corso di una conversazione non è la stessa cosa di spiegare verbalmente qual è l'intenzione della persona che la produce soprattutto se il paziente è afasico. Ciò rende verosimilmente conto del perché la prestazione dei soggetti cerebrolesi in questi compiti correla più con la loro performance in test cognitivi (come evidenziato dagli autori israeliani) che con particolari abilità di elaborazione del linguaggio in contesto.

Maggiormente utilizzabili sul piano clinico sono invece test di comprensione di brani. Questi test ovviamente focalizzano su un solo aspetto della competenza discorsiva, ovvero l'elaborazione come quello di Stachowiack e coll. (1977) discusso nel capitolo precedente o di Hough (1990) in cui si chiede al paziente di indicare la corretta interpretazione del brano tra alternative raffigurate pittoricamente ovvero tra alternative scritte su foglietti di carta.

Un'interessante soluzione ad uso clinico è quella adottata dal *Discourse Comprehension Test* (DCT, Brookshire e Nicholas, 1993), uno dei pochi test di comprensione del discorso disponibile commercialmente. Dopo la presentazione del brano al soggetto vengono presentate domande con risposte tipo Sì/No che riguardano temi presenti nel discorso. I temi sono distinti in base al carattere di salienza (idee principali o dettagli) ed al carattere implicito/esplicito della citazione (il tema è menzionato esplicitamente nel testo o deve essere inferito). Il test è in grado di evidenziare difficoltà nella comprensione del discorso in soggetti cerebrolesi (afasici, ce-

---

[12] Anche se non ci risulta che una batteria strutturata sia stata elaborata da questo gruppo siamo tuttavia a conoscenza di un tentativo in tal senso.

rebrolesi destri e soggetti con esiti di trauma cranico) nonché di evidenziare in questi soggetti effetti legati al carattere di salienza (idee principali o dettagli) e menzione esplicita/implicita del tema. Ad esempio, i soggetti afasici non presentano effetto significativo del carattere esplicito/implicito dell'informazione sulle idee principali ma questo effetto diventa molto evidente sui dettagli (Brookshire e Nicholas, 1993). L'importanza di evidenziare un tale pattern e di tenerne conto nella programmazione della terapia è discusso esaurientemente nello stesso lavoro.

Una versione in italiano del test DCT è in corso di standardizzazione a cura degli autori del presente volume. Non risultano invece in corso adattamenti alla lingua italiana del test di comprensione di brani di Hough (1990), che valuta la comprensione del tema centrale in funzione del momento della menzione dello stesso nell'ambito della narrativa.

I metodi di analisi della conversazione

I metodi di analisi della conversazione costituiscono al momento un insieme di procedure molto meno standardizzate di quelle utilizzate per l'analisi del discorso e spesso è possibile osservare che molti autori si confrontano con questa dimensione comunicativa con un atteggiamento abbastanza empirico per ciò che concerne la scelta delle misure da adottare nello studio che si sono prefissi. Il problema è ovviamente legato alla molteplicità di approcci all'analisi. Nel Capitolo 1 abbiamo indicato che nell'analisi della conversazione sono identificabili due filoni principali: quello che si rifà alle teorie generali della comunicazione in contesto ed utilizza nell'osservazione del comportamento comunicativo del paziente categorie derivate da tali modelli (protocolli pragmatici) e quello che si rifà ad un approccio sostanzialmente di tipo sociologico e rivolge la sua attenzione direttamente all'osservazione di fenomeni che si succedono nell'interazione comunicativa. Questa schematizzazione è certamente utile per il lettore sul piano concettuale ma egli terrà presente che in letteratura esiste un continuum in cui è possibile osservare che i due approcci possono spesso confondersi dando luogo ad una notevole varietà di tecniche e parametri di osservazione. Ad esempio Ripich e Terrell (1988), hanno studiato il comportamento in conversazione di soggetti con demenza di Alzheimer utilizzando gli stessi parametri derivati dall'analisi linguistica formale degli enunciati (errori di coesione e/o di coerenza) e parametri empirici derivati dall'analisi della conversazione della linguistica descrittiva: numero di turni di parola, numero di parole per turno.

L'analisi della conversazione richiede in ogni caso un campione di conversazione naturale tra il soggetto in esame ed un partner che può essere di volta in volta un familiare, un esaminatore esperto ovvero anche un estraneo. La conversazione è abitualmente non strutturata e verte preferibilmente su eventi personali del soggetto, le sue preferenze, l'ambiente con cui egli ha abitualmente a che fare ovvero fatti di comune conoscenza (ad esempio fatti di cronaca). Naturalmente queste indicazioni non costituiscono dei requisiti essenziali anche perché molto spesso una del-

le informazioni più preziose che l'analisi della conversazione può offrire è quella
che concerne la stabilità o il cambiamento del comportamento comunicativo del paziente in funzione di differenti partner o in funzione dell'argomento di conversazione.
In ogni caso l'analisi della conversazione può anche riguardare interazioni comunicative più strutturate come ad esempio situazioni di tipo *role-playing* (Ulatowska
e coll., 1992, vedi oltre) o compiti di comunicazione referenziale (Carlomagno e coll.,
2004, vedi oltre) ma è importante tener presente che non è possibile considerare eve-
nienze di questo genere come una normale interazione comunicativa.

Quanto grande debba essere il campione da analizzare costituisce un problema
che nella pratica ogni autore ha risolto a suo modo: Holland, ad esempio, ha utilizzato nel suo lavoro del 1982 campioni videoregistrati di circa due ore, Prutting e
Kirchner (1987) campioni di 15 minuti, Penn (1988) campioni di cinque minuti.
Queste notevoli differenze sono ovviamente legate al tipo di analisi cui si intende
sottoporre il campione: nel caso di Holland (1982) l'osservazione del paziente era
basata su categorie empiriche (tenta di comunicare? apporta contributi alla conversazione?) di cui si valutava numericamente l'occorrenza e ciò richiedeva ovviamente un campionamento estensivo. Nel caso dei protocolli pragmatici l'analisi viene
abitualmente portata avanti in riferimento a precise categorie e per ognuna di esse
l'esaminatore stabilisce un rating di appropriatezza: è pertanto possibile far riferimento
a campioni più piccoli che vengono sottoposti tuttavia ad una osservazione più accurata. In un lavoro abbastanza recente, Boles e Bombard (1998) hanno messo in
evidenza che il campione da analizzare è in funzione dello specifico parametro che
si intende analizzare: essi infatti trovavano che per caratterizzare i parametri di
fluenza e di MLU (vedi "competenza morfosintattica" p. 46) sono sufficienti campioni di 5 minuti mentre per una caratterizzazione delle strategie di "repair" (vedi oltre) sono necessari campioni di almeno 10 minuti.

Seguendo la distinzione operata nel Capitolo 1, verranno ora separatamente descritti i protocolli pragmatici per l'analisi della conversazione ed alcuni esempi di
analisi dell'interazione comunicativa tra paziente ed esaminatore volti a focalizzare
sui fenomeni in cui si realizza cooperazione comunicativa tra paziente e suo partner conversazionale.

I protocolli pragmatici

Un importante approccio allo studio del discorso conversazionale e di conseguenza ai metodi di valutazione del deficit comunicativo dei pazienti cerebrolesi si è an-
dato delineando a partire dagli anni '80. In quel periodo filosofi del linguaggio come Searle (1969) o Grice (1975) avevano già elaborato modelli atti a spiegare regole che condizionano la formulazione dei messaggi nella conversazione naturale (vedi Capitolo 1). In accordo con questi modelli gli studiosi di pragmatica dedicano
un'attenzione crescente alla definizione di tassonomie dei comportamenti comunicativi in contesto, tassonomie che possano render conto al tempo stesso dell'intera-

zione tra competenza linguistica, regole d'uso del linguaggio in contesti comunicativi naturali ed aspetti psicosociali dell'interazione comunicativa (Levinson, 1983). Queste tassonomie hanno dato luogo, sul piano clinico, ai cosidetti "protocolli pragmatici" vale a dire strumenti per l'analisi del comportamento comunicativo in situazioni di conversazione naturale il cui potenziale diagnostico è stato immediatamente riconosciuto dai neuropsicologi.

Nel 1983 Prutting e Kirshner hanno elaborato, in rapporto alla teoria degli atti del linguaggio di Searle (1969), una tassonomia descrittiva di 30 comportamenti attraverso cui è possibile cogliere la competenza comunicativa di un parlante. Tale tassonomia, *Pragmatic Protocol*, rende conto di aspetti verbali, non-verbali e paralinguistici relativi alla formulazione linguistica del messaggio (*utterance act*), del significato letterale dell'enunciato (*propositional act*), dell'intenzione comunicativa del parlante (*illocutionary act*) e degli effetti del discorso sull'ascoltatore (*perlocutionary act*). In studi successivi (1987) gli autori confermano la necessità di organizzare a scopi clinici una descrizione del comportamento comunicativo seguendo un criterio tassonomico. Essi danno inoltre dimostrazione di questa possibilità analizzando il comportamento di differenti gruppi di pazienti. A tale scopo i comportamenti pragmatici vengono raggruppati in tre categorie principali:

*   *aspetti verbali*, che includono parametri correlati alla varietà degli atti linguistici, l'elaborazione del topic di conversazione (introduzione, aderenza, cambio), lo scambio di parola tra locutore ed ascoltatore, le strategie di revisione/riparazione del messaggio inefficace, l'appropriatezza lessicale, l'uso dei funtori coesivi e le variazioni stilistiche;
*   *aspetti paralinguistici* dell'enunciato verbale, che includono parametri di intelligibilità, prosodia e fluenza verbale;
*   *gli aspetti non-verbali*, che includono parametri relativi al controllo della postura, dello sguardo, dell'espressione facciale e della gestualità coverbale.

Questa versione di *Pragmatic Protocol* viene utilizzata dagli autori per evidenziare particolari profili disfunzionali conseguenti a patologia afasica, patologia del linguaggio conseguente a lesione dell'emisfero non-dominante o patologia del linguaggio su base evolutiva (Prutting e Kirshner, 1987). Ad esempio, il protocollo evidenzia difficoltà importanti nei soggetti afasici nel rispetto delle pause, della concisione e dell'accuratezza informativa degli interventi nonché della fluenza verbale. Nei soggetti cerebrolesi destri emergono problemi nel rispetto del topic di conversazione, nella concisione dei messaggi, nel controllo della prosodia e nel rispetto dello scambio di parola. Un limite importante del protocollo è tuttavia quello di prevedere la valutazione di ognuno degli aspetti della competenza conversazionale secondo una semplice dicotomia appropriato/inappropriato. Recentemente, infatti, Avent e coll. (1998) hanno evidenziato in pazienti afasici una discreta correlazione tra il punteggio totale ottenuto (percentuale di categorie giudicate appropriate) e la valutazione afasiologica (PICA e BDAE) e funzionale (CADL) del deficit comunicativo. Gli autori hanno in tal modo comprovato l'utilità clinica del loro protocollo. Tuttavia, il sistema di rating utilizzato da Prutting e Kirchner (1987) non sembra essere utilizzabile per descrivere in dettaglio modificazioni della competenza conversazionale di pazienti in corso di trattamento. Si tenga presente, infatti, che Ehrlich e Sipes (1985), dovendo descrivere gli effetti di un trattamento volto a modificare la gestione del topic di conversazione in un gruppo di pazienti con trauma cranico, hanno derivato dal *Pragmatic Protocol* una versione modificata che semplifica le categorie di osservazione ma dilata il rating su una scala a cinque punti. Inoltre Mentis e Prutting (1991) per descrivere le difficoltà di traumatizzati cranici nel mantenere il topic di conversazione hanno sviluppato un sistema multidimensionale di analisi della conversazione che includeva valutazioni numeriche (numero di occorrenze) di aspetti come l'introduzione del topic, intonazione degli enunciati, assenza di coerenza locale, introduzione di unità informative problematiche per lo sviluppo del discorso, ecc. Gli autori dimostravano che queste misure erano in grado di discriminare i traumatizzati cranici dai controlli per aspetti come il cambiamento non-coerente del topic, introduzione di idee incomplete, ambigue o non correlate, e difficoltà nell'uso di legami coesivi. Ciò indica che scale di valutazioni numeriche o ordinali possono essere utili alla diagnosi di deficit rilevanti in alcune patologie.

Un altro protocollo per descrivere gli aspetti linguistici e comportamentali della competenza conversazionale è il *Profile of Communicative Appropriateness* (PCA) elaborato da Penn (1988). Questo sistema di analisi, anch'esso derivato dalla teoria degli atti del linguaggio di Searle (1969), prende in esame 49 parametri di competenza conversazionale raggruppati in 6 aspetti principali:

- *responsività all'interlocutore*: che include le categorie di prendere atto di informazioni o intenti, chiedere chiarimenti, rispondere, ecc.;
- *controllo del contenuto semantico*: che include categorie di aderenza al tema, completamento del concetto, appropriatezza della referenza, scelta lessicale, ecc.;
- *coesione*: che include categorie come uso dei pronomi, uso delle frasi relative e delle congiunzioni, uso della coreferenza lessicale, ecc.;
- *fluenza*: che include le false partenze, le frasi incomplete, le pause, le anomie, ecc.;
- *sensibilità socio-linguistica*: che include le autocorrezioni, le frasi di commento, le richieste indirette, il sarcasmo, l'humor, ecc.;
- *comunicazione non-verbale*: che include espressione facciale, postura, il mantenimento della distanza con l'interlocutore, la gesticolazione, ecc.

L'appropriatezza nel produrre i singoli comportamenti in una situazione di conversazione naturale viene giudicata in questo protocollo mediante punteggi subiettivi su una scala da 1 a 5 a seconda di quanto il comportamento interferisca con lo sviluppo della conversazione e punteggi cumulativi che possono essere ottenuti per i sei aspetti principali e per la prestazione complessiva del soggetto.

Il PCA venne utilizzato dalla Penn (1988) per descrivere la competenza comunicativa di soggetti afasici rispetto all'analisi sintattica del loro discorso effettuata con il LASP (vedi Capitolo 2). In questo studio l'analisi sintattico-lessicale degli enunciati rendeva conto della gravità dell'afasia mentre l'analisi della competenza comunicativa evidenziava differenti pattern di compromissione delle competenze conversazionali. Inoltre si osservavano pazienti le cui gravi difficoltà espressive non precludevano un'adeguata elaborazione del tema della conversazione o una adeguata strutturazione del discorso. Venivano inoltre osservati anche pazienti con buona competenza sintattica ma inappropriati sul piano dei comportamenti pragmatici. Questi dati inducevano l'autrice a concludere che mediante strumenti diagnostici come il PCA emergono differenze profonde tra i pazienti, differenze non evidenti con i classici test afasiologici. Ne deriva che solo la contemporanea descrizione di aspetti strutturali (sintattico-lessicali) ed aspetti funzionali (aree della competenza conversazionale) può permettere una razionale definizione della competenza discorsiva del paziente. Si tenga presente che questa affermazione trova nello stesso periodo ulteriori riscontri clinici nell'uso sistematico di protocolli pragmatici unitamente alla somministrazione dei test afasiologici tradizionali. Essa rende inoltre conto delle differenze sostanziali che intercorrono tra il disturbo comunicativo dei pazienti con trauma cranico chiuso, caratterizzato da una scarsa competenza comunicativa e minimi o lievi disturbi sintattico-lessicali, e quello dei pazienti afasici, caratterizzato abitualmente dal pattern opposto. Ritornando all'approccio tassonomico, si deve a questo filone di ricerca un ulteriore contributo alla definizione dei comportamenti del paziente, vale a dire la definizione del *concetto di strategia di compenso*. In accordo con Penn (1984) la strategia di compenso costituisce un *metodo alternativo per controllare e manipolare l'informazione nel corso dell'interazione*. Tale strategia (verbale o non-verbale) viene messa in atto per far fronte alle richieste comunicative allorché il paziente, in seguito a danno delle aree del linguaggio, sia incapace di mettere in campo le risorse necessarie a produrre risposte abituali. Seguendo tale definizione l'autrice descrive una tassonomia di sette categorie di strategie di compenso alcune delle quali hanno correlati nella struttura sintattica e nell'organizzazione pragmatica degli enunciati ed altre hanno invece correlati nel comportamento non-verbale. Ad esempio, la categoria della *semplificazione dei messaggi* include l'uso di turni di parola più corti, lo scarso uso di frasi subordinate, l'abuso della pronominalizzazione; la categoria dell'*elaborazione del messaggio* include le circumlocuzioni e le descrizioni che permettono un'espansione del messaggio tale da garantire la comprensione da parte dell'ascoltatore; la categoria *ripetizione* include la ripetizione di una parte del messaggio per garantire una maggiore espressività al proprio enunciato; la categoria concernente la *fluenza* include l'uso di filler per garantirsi il turno di parola anche in presenza di difficoltà di output; le strategie *sociolinguistiche* includono commenti ed autocorrezioni per garantirsi l'attenzione dell'interlocutore, le strategie *non-verbali* si attuano per completare ed arricchire il linguaggio ovvero per sostituirsi ad esso mediante gesti, espressioni facciali, ecc.; le strategie dell'*interlocutore* concernono il comportamento di quest'ultimo, come ad esempio nell'uso frequente di domande con risposte Sì/No, per facili-

tare la comunicazione del paziente. Questa tassonomia è stata applicata con successo oltre che alla descrizione del comportamento in conversazione di pazienti afasici (Penn, 1984) anche in pazienti con esito di trauma cranico (Penn e Cleary, 1988).

È certamente merito di Penn aver dato un'adeguata sistematizzazione del concetto di strategia di compenso, di aver evidenziato l'analisi della conversazione come un momento cruciale per l'osservazione dei fenomeni di adattamento/compen-
so che hanno luogo nei pazienti con disturbo comunicativo e di aver proposto questa osservazione come momento privilegiato per la programmazione dell'intervento riabilitativo. È tuttavia vero che una descrizione di queste strategie non può prescindere da osservazioni più naturalistiche condotte su campioni di conversazione
che analizzino in dettaglio la natura delle "negoziazioni" tra paziente e suo interlocutore usando metodi che focalizzano la loro attenzione sugli aspetti cooperativi
della conversazione naturale (Lesser e Millroy, 1993).

Altri contributi dell'analisi della conversazione allo studio del disturbo comunicativo

Il *Pragmatic Protocol* ed il *Profile of Communicative Appropriateness* prendono entrambi lo spunto da modelli generali della comunicazione e tentano di estrapolar-
ne categorie di osservazione dei fenomeni che possono caratterizzare il discorso in
conversazione di soggetti con disturbo comunicativo. Abbiamo tuttavia sottolineato
che l'analisi della conversazione prende spunto anche da osservazioni non ispirate a modelli generali della comunicazione in contesto. Ad esempio, Milroy e Perkins
(1992), analizzando corpora di interazione comunicativa tra soggetti afasici e loro
partner o esaminatori, hanno messo in evidenza che molti fenomeni che si verificano nel corso dell'interazione non sono riconducibili a queste tassonomie ma vanno interpretati nell'ambito di un processo di cooperazione tra parlante ed ascoltatore. Fatto, questo, di cui le tassonomie ispirate alla teoria degli atti del linguaggio
abitualmente non tengono conto. Questa considerazione è alla base di approcci al-
l'analisi della conversazione meno orientati in senso teorico ma certamente più efficaci sul piano descrittivo che sono stati recentemente introdotti nello studio dei
disturbi comunicativi dell'adulto cerebroleso (vedi per una rassegna D'Amico e
coll. 1999).

Abbiamo per esempio ricordato nel Capitolo 2 come Schienberg e Holland
(1980), abbiano analizzato corpora di conversazione in cui erano coinvolti pazienti con afasia fluente (vedi anche Ferguson, 1998) ed abbiano così evidenziato
come in questa patologia possa verificarsi una sostanziale integrità delle abilità di
turn-taking ed un uso adeguato delle strategie di "repair" (riparazione di un messaggio poco efficace) che rende conto di una attiva (ed oculata) partecipazione del
paziente afasico allo scambio conversazionale (vedi anche Holland, 1982). Sulla
scorta di queste osservazioni l'uso dell'analisi della conversazione si è esteso al-

l'analisi del comportamento comunicativo di pazienti afasici utilizzando categorie di classificazione del contributo dei partecipanti allo scambio che forniscono dati quantitativi atti a definire l'interazione. Ad esempio un parametro molto utilizzato nello studio degli scambi conversazionali tra paziente afasico e partner conversazionale è costituito dalla valutazione delle procedure di repair che si instaurano in concomitanza con l'insuccesso comunicativo legato al deficit di linguaggio del paziente in maniera da permettere la prosecuzione dello scambio. A questo scopo, Schlegoff e coll. (1977) hanno fornito un importante contributo elaborando un sistema di categorizzazione del repair che lo distingue sulla base di chi lo propone (*self-initiated*, iniziato dal parlante, o *other-initiated*, iniziato dall'interlocutore) e di chi lo produce (*self-repair* e *other repair*). Ciò permette pertanto la classificazione di questi incidenti conversazionali in quattro categorie differenti risultanti dalle quattro possibili combinazioni di chi inizia e chi porta a termine la procedura di repair. L'occorrenza quantitativa dei repair nelle quattro categorie è molto interessante per descrivere la competenza discorsiva di un paziente dal momento che è possibile immaginare che l'occorrenza del repair sia più elevata con i pazienti più gravi e che in essa sia maggiormente contrassegnata da interventi risolutori del partner (*other repair*) ovvero che la conversazione con pazienti poco attenti alle necessità dell'ascoltatore sia contrassegnata da molti *other-initiated repair*. Ciò spiega perché lo studio del repair abbia trovato applicazione in afasiologia ed alcuni autori abbiano avuto la necessità di adattare la classificazione originale di Schlegoff e coll. (1977) a queste necessità di descrizione dell'interazione (vedi per una discussione, Milroy e Perkins, 1992). Ad esempio Ferguson (1994), ha esaminato il comportamento di nove soggetti normali ed altrettanti pazienti afasici con partner di differente livello di familiarità in compiti di conversazione non strutturata, racconto o intervista strutturata. L'autore ha utilizzato tassonomie di classificazione dei segnali di difficoltà di comunicazione prodotti dai partecipanti e tassonomie di classificazione delle strategie di repair. Le prime includevano commenti metalinguistici sul messaggio (ad esempio: "Che intendi dire?" "Qual è la parola corretta?"), le ipotesi interpretative di un messaggio ricevuto (ad esempio: "Vuoi dire Lunedì o Martedì?"), i recuperi/disfluenze minime (fenomeni di ripetizione/revisione del contenuto del messaggio già inviato come ad esempio: "Si, si, volevo dire Michele"), le assenze di sviluppo/prosecuzione (con variazione del topic, come ad esempio: "Si è stato Michele. Oggi mi sembra non vada bene"). Le tassonomie di classificazione delle strategie di repair includevano i repair messi in atto spontaneamente da colui che inizia l'argomento (rispettivamente nello stesso turno di parola o al successivo, come ad esempio: "quella cosa là, quella per farsi la barba"), i repair richiesti dal parlante ma affidati al partner (ad esempio: "ho preso quella cosa per cucire, come si chiama?"), i repair eseguiti dopo richiesta esplicita del partner ed i repair prodotti spontaneamente dal partner ("Sono tornato ieri da ..." "da Milano") (si veda la Tabella 3.5 per un esempio di applicazione del metodo).

Tabella 3.5. Un esempio di scoring delle interazioni nell'analisi della conversazione (adattato da Ferguson, 1994)

	TIB	RT
A: Quando il dottore che abbiamo incontrato uhm Venerdì...	R	1
B. Venerdì? O Lunedì.	HF	4
A: Quale abbiamo visto. Non ricordo.		6
B: Quale intendi?	MC	
Quello a Auburn?		4
O quello a Campbelltown?	HF	
A: Auburn, Auburn.	R/MD	
B: Auburn, sì. Il dr Brown.	R/HF	5
A: Brown, sì.	R	
Mi sembra che oggi sia buon tempo		

L'analisi dell'interazione include la classificazione del comportamento che indica una difficoltà dello scambio TIB (*Trouble Indicating Behaviour*) e della procedura di repair (RT). Nel primo intervento la TIB è costituita da una ripresa del discorso che si concretizza in un autocorrezione allo stesso turno. Nel secondo intervento l'interlocutore fa una ipotesi (HF) di interpretazione del messaggio e sollecita una chiarificazione con una richiesta esplicita. Nel terzo intervento il paziente fa una richiesta di repair (*self-initiated other repair*) al suo interlocutore, il quale di nuovo, dopo un commento metalinguistico (MC) fa richiesta esplicita di repair: Il paziente riprende il discorso nonostante l'episodio di minima disfluenza (R/MD) e l'interlocutore riprende il discorso avanzando una nuova ipotesi (R/HF) sul referente che realizza in questo modo un "other repair". Infine il paziente riprende il discorso R ma cambia il topic di conversazione. Il lavoro esaminava l'effetto della familiarità con l'interlocutore e del tipo di attività (conversazione su fatti personali o racconto di un evento) sulla frequenza della segnalazione di difficoltà nello scambio e sulla strategia di repair.

L'autore ha valutato l'occorrenza di questi fenomeni in termini di numero di occorrenze per minuto e ha messo in evidenza che la conversazione tra un afasico ed un partner normale è caratterizzata, rispetto alla conversazione tra due normali, da un aumento di comportamenti che segnalano difficoltà di conversazione ed un aumento di repair che richiedono interazione tra i due partecipanti allo scambio. Inoltre, le strategie di repair appaiono modificarsi in funzione del compito dal momento che i compiti di racconto richiedono una più attiva partecipazione del partner e conseguente maggiore produzione di segnali di incomprensione, più frequenti richieste di repair e maggior assistenza al partner nel produrre un repair appropriato. Ciò, tenendo conto che un adeguato campionamento fa sì che la misura diventi stabile (Boles e Bombard, 1998), indica come queste misure potrebbero essere utilizzate anche a scopo diagnostico per definire ad esempio se modificazioni delle competenze di ordine lessicale (anomie) indotte da terapie corrispondono a significativi cambiamenti del comportamento comunicativo del paziente in conversazione.

Le misure e le situazioni di elicitazione del campione utilizzate dall'analisi della conversazione non si limitano pertanto a quelle summenzionate a proposito dei protocolli pragmatici (che sono mutuate in ogni caso da ipotesi teoriche precise sulle regole dello scambio comunicativo in conversazione). Spesso è possibile osservare delle intuizioni da parte dei ricercatori che si rifanno a questo metodo di analisi nell'introdurre nuovi parametri di valutazione e nuove situazioni di interazione comunicativa. Ad esempio, Ulatowska e coll. (1992) hanno proposto di elicitare una conversazione mediante una situazione di tipo *role-playing* in cui il paziente o il soggetto di controllo (in veste di cliente) doveva comunicare ad un esaminatore (che impersonava il commesso di un negozio) la sua insoddisfazione circa un prodotto da lui acquistato. La performance era esaminata sia per aspetti formali e di contenuto (ad esempio numero di parole, parole per minuto, unità proposizionali, ripetizioni, false partenze), sia per gli aspetti più specificamente legati al tipo di interazione comunicativa che si andava realizzando (ad esempio turni per minuto, numero di parole per turno, atti del linguaggio). Gli autori mettevano in evidenza che i pazienti con afasia rispettavano la sequenza degli eventi che una situazione come quella proposta richiede (convenevoli, esposizione del problema, ecc.). Essi però producevano meno parole e minor contenuto proposizionale per turno di parola. Un'analisi molto simile a quella ora descritta è stata utilizzata da Easterbrook e coll. (1989) per analizzare le differenze del comportamento verbale di soggetti afasici in compiti di conversazione o descrizione di scene. Le misure in questo caso riguardavano sia aspetti dell'organizzazione formale del discorso sia il tipo di interazione tra esaminatore e paziente.

Kemper e coll. (1995) hanno esaminato le differenze nel racconto di storie personali di pazienti con demenza di Alzheimer da soli ovvero assistiti da un familiare. Anche in questo caso gli autori hanno utilizzato come misure gli aspetti formali della produzione dei pazienti (completezza grammaticale delle frasi, uso di termini indefiniti, pronominalizzazione errate), misure di contenuto informativo delle storie prodotte (commenti vuoti di contenuto, sviluppo dei singoli eventi della storia) e misure orientate a definire il ruolo dei partecipanti alla conversazione (numero delle richieste esplicite di informazione fornite dal partner). Gli autori dimostravano che alcuni aspetti del linguaggio vuoto dei pazienti dementi (frasi incomplete, omissione di elementi tematici del racconto, uso di termini indefiniti o pronomi senza referente) si riducevano drammaticamente in presenza del familiare e ciò era dovuto alle sue richieste esplicite di repair cui il paziente rispondeva con successo.

L'interesse di questo lavoro, oltre ovviamente quello di definire aspetti certamente interessanti del discorso di soggetti con demenza di Alzheimer (vedi per una discussione Carlomagno e coll., 2004), è quello da un lato di aver inserito in una situazione di conversazione un topic i cui elementi tematici potevano essere adeguatamente controllati, dall'altro di aver utilizzato, come nel caso di Ulatowska e coll. (1992), misure di aspetti strutturali del discorso e misure pertinenti l'aspetto interattivo della conversazione.

Un ulteriore contributo all'analisi della conversazione come momento diagnostico nei disturbi comunicativi del cerebroleso è quello di Gerber e Gurland (1989) che hanno suggerito di utilizzare metodi derivati dall'analisi della conversazione usati in linguistica descrittiva. Seguendo questi metodi, peraltro molto simili a quelli applicati da Clark e Wilkes-Gibbs (1986) nell'analisi relativa alla definizione della referenza (Capitolo 1), l'unità di analisi non è più costituita dal solo comportamento verbale e/o non-verbale prodotto dal paziente in risposta ad un particolare stimolo. Il focus dell'analisi è invece il "turno di parola", cioè la produzione del messaggio da parte del paziente/parlante e la risposta dell'interlocutore. Questa unità permette infatti di descrivere il successo o l'insuccesso comunicativo di colui che parla sulla base della reazione dell'interlocutore al contenuto ed alla forma del messaggio ricevuto. Il giudizio sull'adeguatezza dei messaggi proposti dal paziente non viene più demandato ad un'analisi a posteriori ma, nella proposta di Gerber e Gurland (1989), è direttamente legato all'accettazione da parte del partner ovvero alla sua richiesta di repair o al suo intervento di repair.

Un protocollo di analisi basato su questo principio è l'*Assessment Protocol for Pragmatic and Linguistic Skills* di Gerber, Chwat e Gurland (APPLS, 1982, descritto in Gerber e Gurland, 1989). Con questo protocollo gli autori propongono di esaminare la conversazione tra paziente ed esaminatore (o un altro partner) come sequenze di turni di parola e di classificare ciascuna unità in tre categorie generali, rispettivamente: *successo comunicativo, turno di parola in cui si è verificata incomprensione o sequenza insuccesso comunicativo/riparazione del messaggio*. Un successivo approfondimento, condotto secondo i metodi di analisi del discorso, permetterebbe di correlare gli insuccessi comunicativi a problemi della sfera fonologica, lessicale o sintattica ovvero a deficit di competenza discorsiva di natura pragmatica: problemi di definizione della referenza, del mantenimento del topic del discorso, irrilevanza dei temi citati e così via. Altre voci permettono allo stesso modo di caratterizzare le sequenze insuccesso comunicativo/riparazione. Sono ad esempio previste strategie di riparazione mediante aggiunta semplice di nuove informazioni, ripetizione parafrasata della risposta dell'interlocutore, revisione semantico-sintattica dell'enunciato fino ai messaggi puramente gestuali. L'analisi della sequenza insuccesso comunicativo / riparazione viene altresì estesa al comportamento dell'esaminatore o del partner il cui intervento viene classificato in base all'aiuto fornito: semplice richiesta di ulteriori informazioni, richiesta di informazioni particolari, direttive esplicite su come portare avanti il topic di conversazione. L'analisi APPLS, anche se non rigidamente legata ai principi dell'analisi della conversazione, sembra pertanto rispondere a due necessità: da un lato fornire un indice generale della disabilità comunicativa del paziente (numero o percentuale di successi o insuccessi comunicativi), dall'altro descriverne un profilo di competenza discorsiva. Due aspetti della tecnica meritano discussione. Il primo è costituito dal fatto che l'APPLS rifiuta un livello di analisi separato di competenze microlinguistiche da un lato e competenze pragmatiche dall'altro. L'APPLS si propone piuttosto come un sistema di analisi che assume l'interazione tra programmazione contestuale del contenuto del messaggio e sua formulazione linguistica e si sforza di definire nel singolo paziente il rapporto tra le due componenti. In secondo luogo, l'APPLS propone di descrivere le molteplici strategie di gestione dell'insuccesso comunicativo e ciò permette di tenere in debita considerazione la natura collaborativa della conversazione naturale ed il contributo di entrambi i partecipanti.

Sempre nell'ambito dei sistemi di analisi discorsiva che si ispirano all'analisi della conversazione è da ricordare una recente esperienza di Carlomagno e coll. (2004) che si ispira ai modelli di comunicazione referenziale di Clark e Wilkes-Gibbs (1986, vedi per una discussione a proposito dell'afasia Carlomagno, 2002). In questo test al soggetto era richiesto di identificare un referente tra quattro alternative correlate ad un ascoltatore che non conosceva il referente ma aveva a disposizione le quattro figure (si veda la Tabella 3.6 per degli esempi di questa situazione sperimentale).

Tabella 3.6. Esempi del rating dell'interazione tra esaminatore e paziente rispettivamente con demenza (A) o con afasia fluente (B) sull'item "lo scoiattolo sotto l'altalena" presentato con i distrattori "lo scoiattolo vicino all'altalena", "lo scoiattolo sotto l'albero" ed "il cane sotto l'altalena"; Il referente era indicato da un cerchietto rosso. L'esaminatore ha le stesse figure ma non conosce quale di esse sia il referente che il paziente deve identificare. La sottolineatura indica occorrenza di gesti

A) Paziente demente
Esaminatore: "Tocca a lei, cosa c'è nella figura con il pallino rosso."
Paziente: "OK! ...c'è ...uno scoiattolo e poi ...poi c'è ...l'altalena" (indica la figura).
Esaminatore: "Può dire qualcosa in più? Ho due figure con lo scoiattolo e l'altalena. Mi faccia capire qual è quella con il pallino rosso!"
Paziente: "Sì, lo scoiattolo (indica la figura)...ha una grande coda ... c'è anche l'altalena ... e il cane qui" (indica la figura).
Esaminatore: "Ha detto lo scoiattolo. Mi vuol dire dov'è?"
Paziente: "C'è lo scoiattolo, si, ... c'è una altalena ...nel giardino ...(indica la figura)".
Esaminatore: "Non ho capito".

Commento
Il paziente era in grado di produrre due parole target delle tre previste (scoiattolo e altalena), egli però produceva informazioni scorrette (cane) o non-discriminanti (giardino e grande coda), ciò costringe l'esaminatore a passare da richieste generiche di più informazioni a domande esplicite. Ciononostante il referente al terzo tentativo non è stato compreso.

B) Paziente afasico
Esaminatore: "Tocca a lei, quella con il pallino rosso."
Paziente: "C'è un ... la piccola bestiolina ... è per terra (indica il pavimento) ...c'è una altalena (movimento altalenante della mano palmo verso il basso) che non si muove".
Esaminatore: "OK c'è una altalena ed un animale per terra! Ma ce ne sono tre di figure con quello che lei dice".
Paziente: "L'animaletto ...con la coda in alto (movimento circolare del dito indice all'altezza del petto)...non trovo il nome".
Esaminatore: "Ho capito! Vuol dire lo scoiattolo, (solleva la figura)".

Commento
Anche in questo caso il paziente produceva meno parole target ("altalena per terra" era un accettabile sinonimo di sotto) di quelle attese, tuttavia non produceva informazioni errate e l'informazione finale risultava discriminante anche se consisteva in una circumlocuzione accompagnata da un gesto informativo. La sua efficienza comunicativa risultava pertanto superiore rispetto al soggetto demente dal momento che erano necessari meno turni di parola perché l'esaminatore si ritenesse soddisfatto o autorizzato a produrre una inferenza sul referente senza commettere errori (vedi testo per l'interpretazione dei dati).

Gli stimoli erano organizzati in maniera tale da richiedere un numero controllato di parole target per identificare il referente in maniera non ambigua per l'esaminatore. Ad esempio, un referente che illustrava una scimmia accanto ad una macchina era presentato con distrattori illustranti un cane accanto una macchina, una scimmia dentro una macchina ed una scimmia accanto ad una casa in maniera tale che il locutore producesse verbalmente tre informazioni cruciali (scimmia, accanto o fuori e macchina) e fosse possibile in questo modo valutare le sue capacità lessicali in termini di parole target prodotte. Tuttavia l'esaminatore era istruito a comportarsi naturalmente ed accettare anche informazioni non-verbali prodotte dal locutore (ad esempio il gesto di guidare al posto della parola macchina) ovvero di segnalare incomprensione o comprensione errata nel caso di informazioni erronee (ad esempio "l'animale e la macchina ..."; "mi dica qualcosa in più perché non capisco"; "c'è la macchina ... e poi c'è il cane"). Inoltre compito dell'esaminatore era di fornire aiuti in maniera controllata: ad esempio segnalare genericamente di aver bisogno di più informazioni dopo il primo messaggio parzialmente informativo ovvero fare richieste esplicite di particolari informazioni solo dopo un tentativo di repair ancora incompleto. Ciò permetteva di misurare l'efficacia comunicativa del soggetto in esame in termini di numero di episodi di comprensione errata ovvero di numero di aiuti forniti dall'esaminatore. Infine, era possibile esaminare l'accuratezza del soggetto nel selezionare le informazioni utili allo scambio calcolando il numero di informazioni errate (ad esempio: cane) o irrilevanti prodotte nel corso dell'interazione. Il test è stato somministrato a pazienti con afasia anomica, dementi e controlli normali. L'ipotesi era che i soggetti afasici ed i dementi avrebbero presentato entrambi una ridotta produzione di parole target per il deficit lessicale abitualmente presente nelle due popolazioni ma che i dementi, per un concomitante deficit di selezione delle informazioni (presenza di informazioni errate ed irrilevanti), avrebbero presentato una efficienza comunicativa minore (aumento dei fenomeni di incomprensione, maggior numero di richieste esplicite di informazione e maggior numero di turni di parola per i 25 item del test). Tali predizioni risultavano confermate dai risultati. Ciò indicava che utilizzando un paradigma derivato da modelli della conversazione (e le misure da esso derivate, Clark e Wilkes-Gibbs, 1986) era possibile far diagnosi differenziale tra due popolazioni caratterizzate entrambe da produzione di discorso con ridotto contenuto lessicale (le due popolazioni erano infatti bilanciate per CIU prodotte alla descrizione della figura del Cookie Theft) ma con differente capacità di elaborazione cognitiva delle informazioni necessarie allo scambio.

Conclusioni

In questo capitolo abbiamo cercato di illustrare metodi atti alla caratterizzazione delle abilità discorsive e conversazionali in pazienti cerebrolesi. La nostra trattazione è stata forzatamente disomogenea poiché alcuni metodi, in particolare quelli dell'analisi degli aspetti formali e di contenuto del discorso, sono ormai ampiamente standardizzati mentre altri, in particolare quelli relativi all'analisi della conversazione, sono ancora in via di faticosa definizione nonché di validazione sperimentale. Per questi ultimi la nostra scelta è stata di illustrare quelli il cui uso, sebbene non ancora dimostrato dalla letteratura efficace sul piano diagnostico, si presenta intuitivamente utile alla caratterizzazione del deficit comunicativo dell'adulto cerebroleso ed alla sua valutazione clinica.

Conclusioni

Capitolo 4
Conclusioni

Nel lungo capitolo che precede queste brevi note conclusive abbiamo cercato di descrivere alcune modalità di attuazione pratica dell'analisi del discorso e della conversazione, del possibile significato delle misure offerte da queste procedure e dei campi di applicazione che fino ad ora le procedure stesse hanno trovato.

L'esposizione ha forzatamente proceduto in maniera non lineare dato l'accavallarsi in alcuni ambiti di misure che costituiscono ormai una routine non solo per l'attività di ricerca ma anche per la pratica clinica, mentre in altri ambiti misure potenzialmente utili stentano a trovare un'adeguata sistematizzazione.

È certamente vero infatti che le cosiddette misure funzionali del contenuto informativo del discorso costituiscono ormai uno strumento diagnostico di comprovata efficacia dal momento che sono sufficientemente replicabili, dotate di adeguata potenza diagnostica, adeguata validità ecologica e concorrente (alta correlazione con i dati delle batterie afasiologiche) (Avent e coll., 1998). Inoltre, esse si presentano sufficientemente diversificate da poter cogliere molteplici aspetti del comportamento verbale del soggetto (produttività, fluenza, contenuto ed adeguatezza informativa, concisione espositiva), ciascuno dotato di rilevante significato clinico anche se elaborato su base puramente empirica.

È comunque anche vero che i metodi di analisi formale e concettuale del discorso si propongono come altrettanto utili non soltanto sul piano descrittivo ma anche sul quello diagnostico. Un esempio è costituito dalle misure della struttura formale del discorso a livello morfo-sintattico che si trovano applicazione nella definizione diagnostica del sintomo nei soggetti con agrammatismo (Saffran e coll., 1989, Rochon e coll., 2000) e nella valutazione dell'evoluzione dello stesso in seguito a terapie mirate (Thompson e coll., 1999). Giova comunque ricordare recenti applicazioni degli stessi metodi alla caratterizzazione micro e macrostrutturale del discorso di afasici fluenti nell'elaborazione di narrative (Christiansen, 2000). Tuttavia i metodi di analisi formale del discorso stentano a trovare una adeguata sistematizzazione nella pratica clinica: in altre parole disponiamo di molte misure ma di poche di esse conosciamo l'attendibilità diagnostica.

Un motivo di tale ritardo è costituito dalla molteplicità dei piani di analisi (micro-, macro-linguistico e concettuale) implicita in questi metodi. Questa molteplicità, tuttavia, da un lato è predetta dai modelli teorici del discorso cui questi metodi si ispirano, dall'altro corrisponde ad una realtà di una pratica clinica dove è possibile osservare dissociazioni importanti tra l'elaborazione macrostrutturale (e concettuale) del discorso e l'elaborazione della struttura frasale (Blanken e coll., 1987; Glosser e Deser, 1990; Caplan e Evans, 1992, Carlomagno e coll., 2004). Di conseguenza tale molteplicità si presenta di rilevante interesse per l'identificazione di deficit di comunicazione in pazienti che l'esame standard del linguaggio individua come virtualmente esenti da disturbi di linguaggio, come i traumatizzati cranici (Mentis e Prutting, 1987, Coelho e coll.,1993) ovvero nei pazienti dementi il cui deficit di comunicazione è tradizionalmente interpretato in termini puramente microlinguistici (Hier e coll., 1985; Nicholas e coll., 1985; Giles e coll., 1996). Tale considerazione vale anche per i soggetti con danno emisferico destro in cui il deficit di elaborazione macrostrutturale emerge nell'analisi formale del discorso in termini di errori di coesione e/o coerenza solo in particolari compiti. Ad esempio, in questi soggetti il deficit diventa evidente nell'organizzazione supra-segmentale dell'informazione (raccontare una storia) a partire da materiale presentato in forma visiva ovvero di vignette da riordinare in una sequenza plausibile mentre non lo è nel ripetere una storia ben conosciuta o semplicemente da ripetere (Davis e coll., 1997; Marini e coll., 2004b). Ciò indica che il deficit di discorso che si mette in evidenza con questi metodi di analisi è in realtà cognitivo più che linguistico e che la sua identificazione richiede metodi di analisi che includono, oltre ad una valutazione dei parametri di coerenza e/o di coesione, la messa in atto di compiti testologici in cui il deficit cognitivo del paziente può emergere in modo chiaro (vedi per considerazioni analoghe a proposito del deficit di linguaggio nei pazienti dementi Carlomagno e coll., 2004).

Una considerazione ampiamente sovrapponibile può essere fatta a proposito dei metodi di valutazione della comprensione del discorso. Anche in questo caso, è possibile mettere in evidenza una notevole povertà di strumenti diagnostici a fronte di una importante quantità di dati ottenuti a partire da cerebrolesi a proposito della comprensione di atti indiretti del linguaggio, della comprensione del linguaggio metaforico, dell'ironia o del sarcasmo, dell'interpretazione non canonica di parole che si prestano a molteplici interpretazioni e della comprensione di brani. Solo in questo ultimo caso è possibile osservare tentativi teoricamente fondati di approdare a strumenti diagnostici affidabili (vedi Brookshire e Nicholas, 1993 per la valutazione degli effetti del carattere esplicito/implicito o della salienza dell'informazione sulla comprensione dei brani). Tuttavia, anche in questo caso parametri altrettanto rilevanti per una definizione cognitiva del deficit di elaborazione del brano come l'effetto dei legami coesivi (Huber e Gleber, 1982), l'effetto della ridondanza dell'informazione o della predicibilità della successione degli eventi della narrativa (Hough e Pierce, 1993), non hanno ricevuto altrettanta attenzione.

Certamente questa carenza di strumenti diagnostici corrisponde al fatto che per le difficoltà discorsive sopramenzionate, ed in particolare per quelle che tipicamente si evidenziano nei cerebrolesi adulti non-afasici (traumatizzati cranici, cerebrolesi destri) conosciamo molto poco il corrispettivo di disabilità ed handicap. In altre parole sappiamo che questi deficit sono presenti in questi pazienti ma abitualmente li consideriamo come marginali nell'economia della sindrome che essi presentano. Tuttavia, tali deficit sono potenzialmente trattabili (Ehrlich e Sipes, 1985) e migliorare le capacità discorsive in un paziente che presenta tali deficit ha un suo razionale. Inoltre, anche se la presentazione che abbiamo fatto dei metodi di analisi del discorso presuppone una sostanziale indipendenza tra l'elaborazione di informazioni microlingusitiche ed elaborazione di informazioni macrolinguistiche non è altrettanto vero che non esiste assolutamente interazione tra i due livelli. Ad esempio, il gruppo di Hough e Pierce (1993) ha condotto una serie di esperimenti per verificare se la comprensione di frasi reversibili passive sia significativamente migliorata dalla presentazione nel contesto di un brano e quale sia l'aspetto del brano (ridondanza informativa, predicibilità degli eventi del brano) che migliora la prestazione del paziente afasico nel compito di comprensione sintattica. Essi hanno dimostrato che fornire informazioni che rendono predicibile l'evento della frase target (possibilità di generare inferenze) rende più efficace la comprensione corretta della relazione sintattica espressa nella stessa frase. Ciò indica che i due piani di elaborazione possono interagire e sapere che un livello dell'elaborazione è preservato può essere funzionale all'allestimento di una strategia di intervento per il deficit del livello malfunzionante. Ciò è in accordo con quanto messo in evidenza da Cannito e coll. (1986). In questo esperimento soggetti a differenti stadi di recupero ricevettero un test di comprensione di frasi semanticamente reversibili. Le frasi erano presentate isolatamente oppure precedute da informazioni contestuali predittive o non-predittive dell'evento descritto nella frase target (vedi Capitolo 2 per esempi). I pazienti nelle fasi iniziali del recupero non mostravano alcun vantaggio della presentazione in contesto rispetto alla presentazione neutra; i soggetti in fase intermedia di recupero (sei mesi dall'esordio) presentavano vantaggio soltanto in presenza di un'informazione contestuale predittiva, mentre per i pazienti in fase cronica (un anno) si osservava un vantaggio sia per l'informazione predittiva che per quella non-predittiva. Questa evoluzione della prestazione nel corso del recupero funzionale lascia prevedere un ruolo non indifferente della variabile contestuale sul recupero delle stesse abilità di elaborazione microlinguistica, nel senso che la stimolazione dei comportamenti verbali del paziente mediante contesti ridondanti (informazioni predittive) può dare luogo, nel tempo, ad un migliorato comportamento verbale del paziente in contesti meno facilitanti. Diventa pertanto cruciale nel paziente candidato ad un simile intervento conoscere a priori le sue capacità di elaborazione macrolinguistica di un brano perché dall'integrità (o miglior funzionamento) dei processi di elaborazione macrolinguistica del discorso possono dipendere l'applicazione appropriata ed il successo della strategia di intervento.

Nel complesso, queste considerazioni sembrano indicare la necessità che l'analisi del discorso diventi una routine della pratica clinica e l'opportunità che tali metodologie di analisi vengano standardizzate ad uso clinico.

Ciò, in effetti, dovrebbe far fronte ad un aspetto dell'analisi del discorso di importanza non marginale. Abbiamo infatti esplicitamente ricordato ed appare evidente dalla trattazione di come l'analisi viene effettuata, che le procedure dell'ana-

lisi del discorso sono laboriose e richiedono tempo per essere effettuate. Esse inoltre richiedono una discreta competenza da parte dell'esaminatore dal momento che
gli viene richiesta una notevole familiarità con nozioni di linguistica del testo, teoria degli atti del linguaggio e così via. Questi ingredienti sono ovviamente difficili da
ottenere in contesti improntati alla routine clinica dove risulta più facile ed econo-
mico far riferimento alle comuni batterie afasiologiche. Tuttavia, è altrettanto vero che
le esperienze più recenti ed innovative nel campo della riabilitazione dei disturbi di
comunicazione del cerebroleso sono il frutto di un lavoro clinico maturato nell'ambito di un approccio "cognitivo" alla riabilitazione neuropsicologica (Mazzucchi,
1999) e tale approccio richiede, quale presupposto indispensabile, una corretta identificazione della natura del sintomo presentato dal paziente ed un'adeguata rappresentazione dei processi danneggiati dalla lesione o ancora integri. Noi riteniamo
pertanto che, se è vero che le procedure di analisi del discorso richiedono certamente
standardizzazione e conseguente semplificazione operativa, nuovi tentativi razio-
nali di intervento sui disturbi della comunicazione nel cerebroleso non possono prescindere da un approccio diagnostico che ci permetta di definire lo status funzionale
dei molteplici livelli di elaborazione del discorso.

Queste considerazioni possono essere estese ai metodi dell'analisi della conversazione. A questo proposito, abbiamo sottolineato come la valutazione del comportamento comunicativo del paziente richieda da un lato corpora linguistici (e conseguente lavoro di analisi) di entità non indifferente nonché l'adozione da parte del-
l'esaminatore di categorie di analisi, mutuate dalla pragmatica (protocolli pragmatici) o anche dalla sociologia della comunicazione, in verità non troppo familiari al
neuropsicologo clinico. Noi abbiamo infatti ricordato come il turno di parola (o le misure da esso derivate) e le strategie di repair nascano in ambiti culturali e modelli della comunicazione molto lontani dai modelli della comunicazione utilizzati in neuropsicologia clinica e sperimentale. Inoltre abbiamo sottolineato come i contributi
dell'analisi della conversazione allo studio del disturbo comunicativo del cerebroneso
siano rimasti in un ambito puramente descrittivo ed un uso di tali metodi a scopo
diagnostico sia stato fino a questo momento trascurato (vedi tuttavia Carlomagno,
2002 e Carlomagno e coll., 2004 per l'uso del paradigma della comunicazione referenziale nella diagnosi del deficit comunicativo del cerebroleso). Tuttavia, anche in
questo caso, da un lato l'analisi della conversazione offre informazioni preziose sulle strategie di compenso messe in atto dal paziente, dall'altro l'osservazione che in
essa si realizza ha una validità ecologica senza confronti rispetto alle comuni procedure
diagnostiche. Inoltre, anche questo approccio lascia intravedere strategie di intervento nuove (Penn, 1984, 1988; Lesser e Milroy, 1993, Lesser e Algar, 1995). Infine, lo
stesso approccio permette di studiare la natura delle interazioni tra paziente e terapista (Lindsay e Wilkinson, 1999) e ciò non può non aumentare le nostre conoscenze sugli effetti delle terapie dei disturbi della comunicazione. È pertanto ipotizzabi-
le che l'analisi della conversazione possa anche essa diventare uno strumento prezioso
per l'analisi del comportamento comunicativo del paziente cerebroleso e per l'elaborazione di nuove terapie di tali patologie.

Appendice A
Modulo per l'analisi del discorso

Parte compilativa

Dati del soggetto

Soggetto............................ Patologia .... Età.................................

Scolarizzazione .... Sesso.....................................

Dati del test

Compito....................... Data del test.............. Tempo Narrativo.................................

Numero totale Unità .... Numero totale Enunciati.....................

Analisi fonologica

a. Fillers sillabici ....

b. Parafasie fonologiche ....

c. Neologismi ....

Analisi lessicale

a. Numero totale delle parole ....

b. Parole presenti in ripetizioni (lessicali, sintagmatiche, frasali)..........................

c. Parole presenti in fillers (lessicali, frasali)...

d. Parole indefinite..

e. Parafasie semantiche ....

f. Parafasie verbali...

g. Paragrammatismi ....

h. Totale parole contenuto..
   Nomi................ Verbi .... Aggettivi qualificativi .... Avverbi ....

i. Totale funtori...
   Pronomi................ Numerali.................... Aggettivi non qualificativi ....
   Copula, verbi modali, verbi ausiliari..... "e" ..... Tutte le altre congiunzioni ....
   Preposizioni .... Articoli...

j. Numero Totale di ELP[13] (parole contenuto + funtori) ....

Analisi sintattica

Frasi grammaticalmente complete.................. Frasi complesse...............................

Analisi semantico-concettuale

Storia dipendente ....

---

[13] Si ricordi che il concetto di ELP (Entrata Lessicale Principale) descritto per esteso a pag. 48 coincide con la nozione di CIU (*Correct Information Unit*).

Analisi testuale
a. Numero di legami coesivi corretti ....
b. Numero totale di errori di coesione...
   Uso errato di funtori coesivi .... Aposiopesis.......................................
c. Numero totale di errori di coerenza locale ....
   Assenza di Referente .... Thematic shift...................................
d. Coerenza Globale...
   Enunciati non pertinenti al contesto ....
   Enunciati tangenziali..

Parte elaborativa

Produttività
1. Tasso di fluenza (parole/tempo) ....
2. Indice di selezione lessicale (parole/unità).....................................
3. Indice di produzione di parafasie fonologiche (parafasie fonologiche/unità) ....
4. Indice di produzione di fillers fonologici (fillers fonologici/unità) ....
5. Indice di produzione di neologismi (neologismi/unità)...............................

Competenza morfo-lessicale
1. Indice della produzione di parafasie lessicali (parafasie sem e verb/parole) ....
2. Rapporto di produzione nomi/verbi..

Competenza morfosintattica
1. Lunghezza media degli enunciati (parole/enunciati)....................................
2. Indice di completezza sintattica (frasi grammaticalmente complete/enunciati)................
3. Indice di complessità sintattica (frasi complesse/frasi complete) ....

Selezione tematica
Indice di selezione tematica (unità tematiche elicitate/max unità tematiche) ....

Organizzazione testuale
1. Indice degli errori di coesione (errori di coesione/enunciati) ....
2. Indice degli errori di coerenza locale (errori di coerenza locale/enunciati) ....
3. Indice degli errori di coerenza globale (errori di coerenza globale/enunciati)..............

Valutazione funzionale
1. Velocità di produzione delle informazioni (ELP/tempo)...................................
2. Indice di concisione informativa (%ELP) ....

Appendice B
Esempi di analisi micro- e macrolinguistica
di campioni di linguaggio

In questa appendice al libro vengono forniti tre esempi di analisi del discorso. Nel primo caso viene fornita un'analisi del campione di linguaggio fornito da un soggetto adulto non cerebroleso. Nel secondo caso si tratta del campione di linguaggio prodotto da un paziente afasico non fluente. Nel terzo caso, infine, si tratta di un soggetto cerebroleso destro. Tutti e tre i campioni di linguaggio sono stati ottenuti mediante somministrazione della figura "flower pot" ("Storia del vaso in testa") usata in Huber e Gleber (1982).

U.T. Soggetto di controllo

/C'è un signore che sta passeggiando con il suo cagnolino/[14]
/a un certo punto gli arriva in testa un vaso caduto da un balcone o da una finestra/
/Il signore naturalmente vuole andare a rimproverare chi gli ha provocato questo danno per cui entra nel palazzo/
/bussa alla porta in modo violento/
/una signora apre/
/si compiace con il suo cagnolino/
/intanto gli offre anche un osso/
/e per il fatto stesso che la signora si è complimentata con il cagnolino il signore dimentica il ficozzo che ha in testa/
/e bacia in maniera diciamo galante la signora/

Parte compilativa

Dati del soggetto
Soggetto: UT, soggetto di controllo   Età: 65   Scolarizzazione: 13   Sesso: M

Dati del test
Compito: Descrizione vignetta   Tempo Narrativo: 1min 1sec
Numero totale Unità: 102   Numero totale Enunciati: 9

Analisi fonologica
a. Fillers sillabici: 0
b. Parafasie fonologiche: 0
c. Neologismi: 0

---

[14] Per motivi di esemplificazione, rappresentiamo graficamente gli enunciati inserendoli tra barre oblique (/ .../).

Analisi lessicale

a. Numero totale delle parole: 102
b. Parole presenti in ripetizioni (lessicali, sintagmatiche, frasali): 1
c. Parole presenti in fillers (lessicali, frasali): 1
d. Parole indefinite: 0
e. Parafasie semantiche: 0
f. Parafasie verbali: 0
g. Paragrammatismi: 0
h. Totale parole contenuto: 44
   Nomi: 23   Verbi: 16   Aggettivi qualificativi: 2   Avverbi: 3
i. Totale funtori: 56
   Pronomi: 10   Numerali: 0   Aggettivi non qualificativi: 5
   Copula, verbi modali, verbi ausiliari: 4   e: 2   Tutte le altre congiunzioni: 3
   Preposizioni: 14   Articoli: 18
j. Numero Totale di ELP (parole contenuto + funtori): 100

Analisi sintattica

Frasi grammaticalmente complete: 9   Frasi complesse: 4

Analisi testuale

a. Numero di legami coesivi corretti: 8
b. Numero totale di errori di coesione: 0
   Uso errato di funtori coesivi: 0
   Aposiopesis: 0
c. Numero totale di errori di coerenza locale: 0
   Assenza di Referente: 0
   Thematic shift: 0
d. Coerenza Globale: 0
   Enunciati non pertinenti al contesto: 0
   Enunciati tangenziali: 0

Parte elaborativa

Produttività
1. Tasso di fluenza (parole/tempo): 100,33[15]
2. Indice di selezione lessicale (parole/unità): 1[16]
3. Indice di produzione di parafasie fonologiche (parafasie fonologiche/unità): 0
4. Indice di produzione di fillers fonologici (fillers fonologici/unità): 0
5. Indice di produzione di neologismi (neologismi/unità): 0

Competenza morfo-lessicale
1. Indice della produzione di parafasie lessicali (parafasie sem e verb/parole): 0
2. Rapporto di produzione nomi/verbi: 1,44

Competenza morfosintattica
1. Lunghezza media degli enunciati (MLU) (parole/enunciati): 11,3
2. Indice di completezza sintattica (frasi grammaticalmente complete/enunciati): 1
3. Indice di complessità sintattica (frasi complesse/frasi complete): 0,4

Organizzazione testuale
1. Indice degli errori di coesione (errori di coesione/enunciati): 0
2. Indice degli errori di coerenza locale (errori di coerenza locale/enunciati): 0
3. Indice degli errori di coerenza globale (errori di coerenza globale/enunciati): 0

Valutazione funzionale
1. Velocità di produzione delle informazioni (ELP/tempo): 98,36
2. Indice di concisione informativa (%ELP): 98%[17]

---

[15] Questo rapporto indica che nel corso della descrizione della vignetta il soggetto ha prodotto parole fonologicamente ben formate ad un ritmo di 100,33 parole al minuto.

[16] In soggetti adulti senza problemi di natura linguistica il rapporto tra parole ed unità prodotte deve sempre avvicinarsi a 1, stando a significare che ogni unità prodotta corrisponde ad una parola ben formata. Pur in assenza di dati normativi, la nostra esperienza suggerisce che in soggetti adulti normali questo rapporto tenda a variare da un minimo di 0,96 ad un massimo di 1.

[17] Questo valore indica che il soggetto è nel complesso un ottimo comunicatore, in quanto in grado di produrre informazioni adeguate con il 98% delle parole prodotte.

M.R. Afasico non fluente

/Sinnore....che.....caze......un vaso/
/Un signore.....butta .... La..... botta..... la....../
/Signore..'mbocca la porta/
/Sinnore bossa/
/Poi ... apre....ape.......la signora/
/Sinnore.....dai un bazo alla porta/

Parte compilativa

Dati del soggetto

Soggetto: MR   Patologia: afasia non fluente   Età: 51
Scolarizzazione: 13   Sesso: M

Dati del test

Compito: Descrizione vignetta   Tempo Narrativo: 3min 2sec
Numero totale Unità: 29   Numero totale Enunciati: 6

Analisi fonologica

a. Fillers sillabici: 0
b. Parafasie fonologiche[18]: 8
c. Neologismi: 0

---

[18] La produzione del soggetto è costellata di parafasie fonologiche: *sinnore (invece di "signore"); *caze (invece di "cade"); *butta (invece di "botta"); *bossa (invece di "bussa"); *ape (invece di "apre"; *bazo (invece di "bacio").

Analisi lessicale

a. Numero totale delle parole: 21
b. Parole presenti in ripetizioni (lessicali, sintagmatiche, frasali): 1
c. Parole presenti in fillers (lessicali, frasali): 0
d. Parole indefinite: 0
e. Parafasie semantiche: 0
f. Parafasie verbali: 0
g. Paragrammatismi[19]: 1
h. Totale parole contenuto: 10
   Nomi: 7   Verbi: 2[20]   Aggettivi qualificativi : 0   Avverbi: 1
i. Totale funtori: 9   Pronomi: 1   Numerali: 0   Aggettivi non qualificativi: 0
   Copula, verbi modali, verbi ausiliari: 0   e: 0   Tutte le altre congiunzioni: 0
   Preposizioni: 1   Articoli: 7
j. Numero Totale di ELP (parole contenuto + funtori): 19

Analisi sintattica

Frasi grammaticalmente complete: 2[21]   Frasi complesse: 0

Analisi testuale[22]

---

[19] Il soggetto usa "[tu] dai" al posto di "[egli/lei] dà".
[20] Il termine dialettale "'mbocca" si può considerare corretto.
[21] Si noti che le due frasi risultano grammaticalmente costruite in modo corretto intorno al verbo ma sono pur sempre non accurate, nel caso di /signore 'mbocca la porta/ per la mancanza dell'articolo iniziale e nel caso di /apre … la signora/ per la posposizione del soggetto dopo il verbo invece della sua naturale posizione prima del verbo.
[22] A causa della eccessiva frammentarietà del campione di linguaggio, l'analisi dei livelli di coerenza e coesione non può essere effettuata.

Parte elaborativa

Produttività
1. Tasso di fluenza (parole/tempo): 6,92
2. Indice di selezione lessicale (parole/unità): 0,72
3. Indice di produzione di parafasie fonologiche (parafasie fonologiche/unità): 0,28

Competenza morfo-lessicale
1. Rapporto di produzione nomi/verbi: 3,5

Competenza morfosintattica
1. Lunghezza media degli enunciati (parole/enunciati): 3,5
2. Indice di completezza sintattica (frasi grammaticalmente complete/enunciati): 0,3

Valutazione funzionale
1. Velocità di produzione delle informazioni (ELP/tempo): 6,26
2. Indice di concisione informativa (%ELP): 90,5%[23]

---

[23] Occorre ribadire che l'indice di concisione informativa rispecchia la percentuale di ELP per parola e non per unità prodotta. Quindi, se rispetto al totale di parole prodotte il soggetto produce circa il 90% di informazioni corrette, se come punto di riferimento venissero prese le unità prodotte il valore di questo indice scenderebbe ad appena il 65% di informazioni corrette per unità.

G.C. Cerebroleso destro

/Questo[24] gli è caduto un vaso in testa /
/E poi se la prende con il cane/
/... Cos'è .../
/... gatto .../
/... no .../
/... il cane .../
/... Il vaso si è rotto .../
/... Questo[25] grida per strada al al balcone .../
/... E poi ritorna a casa .../[26]

Parte compilativa

Dati del soggetto
Soggetto: GC   Patologia: lesione regione fronto-parietale destra
Età: 54   Scolarizzazione: 13   Sesso: F

Dati del test
Compito: Descrizione vignetta   Tempo Narrativo: 1min 19sec
Numero totale Unità: 41   Numero totale Enunciati: 9

Analisi fonologica
a. Fillers sillabici : 0
b. Parafasie fonologiche: 0
c. Neologismi: 0

---

[24] Il pronome "questo" viene utilizzato senza esplicitarne in modo chiaro il referente. Pertanto, questa parola non potrà essere inserita nel novero delle ELP.
[25] Vedi nota 24.
[26] Questo enunciato non è adeguato al contesto e quindi le parole in esso contenute non possono essere considerate ELP.

Analisi lessicale

a. Numero totale delle parole: 41
b. Parole presenti in ripetizioni (lessicali, sintagmatiche, frasali): 4
c. Parole presenti in fillers (lessicali, frasali): 3
d. Parole indefinite: 0
e. Parafasie semantiche: 1
f. Parafasie verbali: 0
g. Paragrammatismi: 0
h. Totale parole contenuto: 11
   Nomi: 6   Verbi: 4   Aggettivi qualificativi: 0   Avverbi: 1
i. Totale funtori: 15
   Pronomi: 4   Numerali: 0   Aggettivi non qualificativi: 0
   Copula, verbi modali, verbi ausiliari: 2   e: 1   Tutte le altre congiunzioni: 0
   Preposizioni: 4   Articoli: 4
j. Numero Totale di ELP (parole contenuto + funtori): 26

Analisi sintattica

Frasi grammaticalmente complete: 5   Frasi complesse: 0

Analisi testuale

a. Numero di legami coesivi corretti: 2
b. Numero totale di errori di coesione: 0
   Uso errato di funtori coesivi: 0   Aposiopesis: 0
c. Numero totale di errori di coerenza locale: 2
   Assenza di Referente: 2   Thematic shift: 0
d. Coerenza Globale: 1
   Enunciati non pertinenti al contesto: 1
   Enunciati tangenziali: 0

Parte elaborativa

Produttività
1. Tasso di fluenza (parole/tempo): 31,14
2. Indice di selezione lessicale (parole/unità): 1
3. Indice di produzione di parafasie fonologiche (parafasie fonologiche/unità): 0
4. Indice di produzione di fillers fonologici (fillers fonologici/unità): 0
5. Indice di produzione di neologismi (neologismi/unità): 0

Competenza morfo-lessicale
1. Indice della produzione di parafasie lessicali (parafasie sem e verb/parole): 0,02
2. Rapporto di produzione nomi/verbi: 1,5

Competenza morfosintattica
1. Lunghezza media degli enunciati (MLU) (parole/enunciati): 4,5
2. Indice di completezza sintattica (frasi grammaticalmente complete/enunciati): 0,5
3. Indice di complessità sintattica (frasi complesse/frasi complete): 0

Organizzazione testuale
1. Indice degli errori di coesione (errori di coesione/enunciati): 0
2. Indice degli errori di coerenza locale (errori di coerenza locale/enunciati): 0,22
3. Indice degli errori di coerenza globale (errori di coerenza globale/enunciati): 0,11

Valutazione funzionale
1. Velocità di produzione delle informazioni (ELP/tempo): 19,75
2. Indice di concisione informativa (%ELP): 63,4%

Bibliografia

Adams M, Collins A (1979) A schema-theoretic view of reading. In: Reedle R (ed) New directions in discourse processing. Ablex, Norwood, NJ: pp 1-22

Armus S, Brookshire RH, Nicholas LE (1989) Aphasic and non-brain damaged adults' knowledge of scripts for common situations. Brain Lang 36:518-528

Aten JL (1986) Functional Communication Treatment. In: Chapey R (ed) Language Intervention Strategies in Adult Aphasia. Williams and Wilkins, Baltimore: pp 266-276

Atkinson J, Heritage J (1984) Studies of Social Action: Studies in conversation analysis. Cambridge University Press, Cambridge

Austin J (1961) Philosophical Papers. Oxford University Press, Oxford

Austin J (1962) How to do things with words. The William James Lectures Delivered at Harvard University in 1955, Urmson LO. Clarendon Press, Oxford

Avent JR, Wetz RT, Auther LL (1998) Relationships between language impairment and pragmatic behaviour in aphasic adults. J Neurolinguist 11:207-221

Bara B, Tirassa M, Zettin M (1997) Neuropragmatics: Neuropsychological Constraints on Formal Theories of Dialogue. Brain Lang 59:7-49

Bates E, Hamby S, Zurif E (1983) The effects of focal brain damage on pragmatic expression. Can J Psychol 37:59-84

Berko-Gleason J, Goodglass H, Obler L, e coll. (1980) Narrative strategies of aphasics and normal speaking subjects. J Speech Hear Res 23:370-382

Blanken LG, Dittmann J, Haas JC, Wallesch CW (1988) Spontaneous speech in senile dementia and aphasia: implication for neurolinguistic model of language production. Cognition 27: 247-274

Bloom RL, Borod JC, Obler LK, Gerstman LJ (1992) Impact of Emotional Content on Discourse Production in Patients with Unilateral Brain Damage. Brain Lang 42:153-164

Bloom RL, Obler LK, De Santi S, Ehrlich JS (1994) Discourse Analysis and Aplications. Lawrence Erbaum Associates, Hillsdale, NJ

Bloom RL, Pick LH, Borod JC, e coll. (1999) Psychometric aspects of verbal pragmatic rating. Brain Lang 62:553-569

Boles L, Bombard T (1998) Conversational discourse analysis: appropriate and useful sample sizes. Aphasiology 12:547-560

Bottini G, Corcoran R, Sterzi R, e coll. (1994) The role of the right hemisphere in the interpretation of figurative aspects of language: a positron emission tomography activation study. Brain 117: 1241-1253

Brennheise-Sarshad R, Nicholas LE, Brookshire RH (1991) Effects of apparent listener knowledge and picture stimuli on aphasic and non-brain-damaged speakers' narrative discourse. J Speech Hear Res 34:168-176

Brookshire RH, Nicholas LE (1984) Comprehension of directly and indirectly stated main ideas and details in discourse by brain-damaged and non-brain damaged listeners. Brain Lang 21:21-36

Brookshire RH, Nicholas LE (1993) Discourse Comprehension Test. Tucson AZ Communication Skills Builders

Brookshire RH, Nicholas LE (1994) Speech Sample Size and Test-Retest Stability of Connected Speech Samples Measures for Adults With Aphasia. J Speech Hear Res 37:399-407

Brookshire RH, Nicholas LE (1995) Performance Deviations in the Connected Speech of Adults with No Brain Damage and Adults with Aphasia. Am J Speech-Lang Pathol 4:118-123

Brown G, Yule G (1983) Discourse Analysis, Cambridge University Press, Cambridge; [trad. it. Analisi del discorso, 1986. Il Mulino, Bologna]

Brownell HH, Potter HH, Bihrle AM, Gardner H (1986) Inference deficits in right-brain-damaged patients. Brain Lang 27:310-321

Cannito MP, Jareki JM, Pierce RS (1986) Effects of thematic structure on syntactic comprehension in aphasia. Brain Lang 27:38-49

Caplan D, Evans K (1990) The effects of syntactic structure on discourse comprehension in patients with parsing impairments. Brain Lang 39:206-234

Caplan D (1992) Language. Structure, processing and disorders. MIT Press, Cambridge, Massachussetts

Carlomagno S (2002) Approcci pragmatici alla terapia dell'afasia. Springer Verlag, Milano

Carlomagno S, Santoro A, Menditti A, e coll. (2004) Referential communication in Alzheimer's type dementia. Cortex (in press)

Christiansen JA (1995) Coherence Violations and Propositional Usage in the Narratives of Fluent Aphasics. Brain Lang 51:291-317

Clark HH, Wilkes-Gibbs D (1986) Referring as a collaborative process. Cognition 22:1-39

Coelho CA, Liles BZ, Duffy RJ (1991) Discourse analysis with closed head injured adults: evidence for differing pattern of deficit. Arch Phys Med Rehabil 72:465-468

Coelho CA, Liles BZ, Duffy RJ (1994) Cognitive Framework: a Description of Discourse Abilities in Traumatically Brain-Injured Adults. In: Bloom RL, Obler LK, De Santi S, Ehrlich JS (eds) Discourse Analysis and Applications. Lawrence Erlbaum Associates, Hillsdale, NJ

Crystal D, Fletcher P, Garman M (1976) The grammatical analysis of language disability: A procedure for assessment and remediation. Eduard Arnold, London

D'Amico JS, Oelshanger M, Simmons-Makie N (1999) Qualitative methods in aphasia research: conversational analysis. Aphasiology 9:667-679

Davis GA, O'Neil-Pirozzi TM, Coon M (1997) Referential cohesion and logical coherence of narration after right hemisphere stroke. Brain Lang 56:183-210

Davis GA, Wilcox MJ (1981) Incorporating parameters of natural conversation in aphasia treatment. In: Chapey R (ed) Language Intervention Strategies in Adult Aphasia. Williams and Wilkins, Baltimore: pp 169-193

Easterbrooks A, Byers Brown B, Perera K (1982) A comparison of the spontaneous speech of adult aphasic subjects in spontaneouss and structured interactions. Br J Disord Commun 17:93-107

Ehrlich JS (1988) Selective characteristics of narrative discourse in head-injured and normal adults. J Commun Disord 21:1-9

Ehrlich JS (1994) Studies on Discourse Production in Adults with Alzheimer's Disease. In: Bloom RL, Obler LK, De Santi S, Ehrlich JS (eds) Discourse Analysis and Applications. Lawrence Erlbaum Associates, Hillsdale, NJ

Ehrlich JS, Sipes AL (1985) Group treatment of communication skills for head trauma patients. Cogn Rehabil 3(1):32-37

Ferguson A (1994) The influence of aphasia, familiarity and activity on converational repairs. Aphasiology 8:143-157

Ferguson A (1998) Conversational turn-taking and repair in fluent aphasia. Aphasiology 12:1007-1031

Ferstl EC, von Cramon DY (2001) The role of coherence in text comprehension: an event related fMRI study. Cogn Brain Res 11:325-340

Garcia LI, Joanette Y (1994) Conversational Topic-Shifting Analysis in Dementia. In: Bloom RL,

Obler LK, De Santi S, Ehrlich JS (eds) Discourse analysis and applications. Lawrence Erlbaum Associates Pbs, Hillsdale, NJ: pp 161-183

Gardner H, Brownell H, Wapner W, Michelow D (1983) Missing the point: The role of the right hemisphere in the processing of complex linguistic materials. In: Perecman E (ed) Cognitive processing in the right hemisphere. Academic Press, New York: pp 169-191

Gerber S, Gurland GB (1989) Applied pragmatics in the assessment of aphasia. Semin Speech Lang 10:263-280

Gernsbacher MA, Faust M (1991) The mechanism of suppression: A component of general comprehension skill. J Exp Psychol Learn Mem Cogn 17:245-262

Giles E, Patterson K, Hodges JR (1996) Performance on the Boston Cookie Theft picture description task in patients with early dementia of Alzheimer's type: missing informations. Aphasiology 10:395-408

Glosser G (1993) Discourse Production Patterns in Neurologically Impaired and Aged Populations. In: Brownell HH, Joanette Y (eds) Narrative discourse in neurologically impaired and normal aging adults. Singular Publishing Group, Inc., San Diego, CA

Glosser G, Deser T (1990) Patterns of discourse among neurological patients with fluent language disordes. Brain Lang 40:67-88

Goffman (1964) Notes on the management of spoiled identity. Simon and Schuster, Inc., New York

Goodglass H, Kaplan E (1983) Assessment of Aphasia and Related Disorders. Lea & Febiger, Philadelphia

Graesser AC, Clark LF (1985) Structures and procedures of implicit knowledge. Ablex, Norwood, NJ

Graesser AC, Singer M, Trabasso T (1994) Constructing inferences during narrative text comprehension. Psychol Rev 101(3):371-95

Grice HP (1975) Logic and conversation. In: Cole P, Morgan JL (eds) Syntax and semantics. Vol. 3: Speech acts. Academic Press, New York: pp 41-58

Grice HP (1989) Studies in the way of words. Harvard University Press, Cambridge, Massachussetts [trad. it. Logica e conversazione. Saggi su intenzione, significato e comunicazione, Moro G (ed) 1993. Il Mulino, Bologna]

Haberlandt K, Berian C, Sandson J (1980) The episodic schema in story processing. J Verb Learn Verb Behav 19:635-650

Halliday MAK (1970) Language structure and language function. In: Lyons J (ed) New Horizons in linguistics. Penguin Books, Harmondsworth [trad. it. Struttura linguistica e funzione linguistica, Lyons J (ed) Nuovi orizzonti della linguistica 1975. Einaudi, Torino]

Halliday MAK, Hasan R (1976) Cohesion in english. Longman, London

Haravon A, Obler L, Sarno M (1994) A method for microanalysis of discourse in brain-damaged patients. In: Bloom R, Obler L, De Santi S, Ehrlich J (eds) Discourse analysis and applications: Studies in adult clinical populations. Lawrence Erlbaum Hillsdale: pp 47-80

Harris ZS (1981) Papers on Syntax. Hiz H (ed) D. Reidel, Dordrecht

Hartley LL, Jensen PJ (1991) Narrative and procedural discourse after closed head injury. Brain Inj 5:267-282

Haviland SE, Clark HH (1974) What's new? Acquiring new information as a process in comprehension. J Verb Learn Verb Behav 13:512-521

Hier DB, Hagenlocker K, Shindler AG (1985) Language disintegration in dementia: effects of etiology and severity. Brain Lang 25:117-133

Hirst W, LeDoux J, Stein S (1984) Constraints on the processing of indirect speech acts: Evidence from aphasiology. Brain Lang 23:26-33

Holland A (1980) Communicative abilities in daily living. University Park Press, Baltimore

Holland A (1982) Observing functional communication of aphasic adults. J Speech Hear Disord 47: 50-56

Hough MS (1990) Narrative Comprehension in Adults with Right and Left Hemispere Brain Damage: Theme Organization. Brain Lang 38:253-277

Hough MS, Pierce R, Cannito MP (1989) Contextual influence in aphasia: effects of predictive versus unpredictive narratives. Brain Lang 36:325-334

Hough MS, Pierce RS (1993) Contextual and thematic Influences on Narrative Comprehension of Left and Right Hemisphere Brain-Damaged Patients. In: Brownell HH, Joanette Y (eds) Narrative Discourse in Neurologically Impaired and Normal Aging Adults. Singular Publishing Group, Inc., San Diego, CA: pp 213-237

Huber W, Gleber J (1982) Linguistic and nonlinguistic processing of narratives in aphasia. Brain Lang 16:1-18

Jackendoff R (1987)Consciousness and the computational mind. MIT Press, Cambridge Massachussetts [trad. it. Coscienza e Mente Computazionale 1990. Il Mulino, Bologna]

Jackendoff R (1993) Patterns in the mind. Language and human nature, Harvester Wheatsheaf, Hemel Hempstead [trad. it. Linguaggio e Natura Umana 1998. Il Mulino, Bologna]

Jakobs BJ (2001) Social Validity of Changes in Informativeness and Efficiency of Aphasic Discourse Following Linguistic Specific Treatment (LST). Brain Lang 78:115-127

Jefferson J (1973) A case of precision timing in ordinary conversation: overlapped tag-positioned address terms in closing sequences. Semiotica 9:47-96

Joannette Y, Brownell HH (1990). Discourse ability and brain damage: Theoretical and empirical perspectives. Springer-Verlag, New York

Joanette Y, Goulet P, Ska B, Nespoulous J (1986) Informative content of narrative discourse in right-damaged-right-handers. Brain Lang 29:81-105

Johnson-Laird PN (1983) Mental Models. Towards a Cognitive Science of Language, Inference, and Consciousness. Cambridge University Press, Cambridge

Kasher A, Batori G, Soroker N, Graves D, e coll. (1999) Effects of Right and Left Hemisphere Damage on Understanding Conversational Implicatures. Brain Lang 68:566-590

Kemper S, Lyons K, Anagnopoulos C (1995) Joint Storytelling by Patients with Alzheimer's Disease and Their Spouses. Discourse Processes 20:205-217

Kintsch W (1988) The role of knowledge in discourse comprehension: A construction-integration model. Psychol Rev 95:163-182

Kintsch W, Van Dijk TA (1978) Toward a model of text comprehension and production. Psychol Rev 85:363-394

Lehman MT, Tompkins CA (2000) Predictive inferencing and right hemisphere brain damage. American Speech-Language-Hearing Association annual convention, Washington, DC

Lesser R, Algar L (1995) Towards Combining the Cognitive Neuropsychological and the Pragmatic in Aphasia Therapy. J Neuropsychol Rehabil 5:67-91

Lesser R, Milroy L (1993) Linguistics and aphasia. Psycholinguistic and Pragmatic Aspects of Intervention. Longman, London

Levine MJ, Van Horn KR, Curtis AB (1993) Developmental models of social cognition in assessing psychosocial adjustment in head injury. Brain Inj 7:153-167

Levinson S (1983) Pragmatics. Cambridge University Press, Cambridge [trad. it. La pragmatica 1985. Il Mulino, Bologna]

Lindsay J, Wilkinson R (1999) Repair sequences in aphasic talk: a comparison of aphasic-speech and language therapist and aphasic-spouse conversations. Aphasiology 13:305-325

Lyons J (1968) An introduction to theoretical linguistics. Cambridge University Press [trad. it. Introduzione alla linguistica teorica 1971. Laterza, Bari]

Mandler JM, Johnson NS (1977) Remembrance of things parsed: Story structure and recall. Cogn Psychol 9:111-151

Marini A (2001) Elementi di psicolinguistica generale. Springer Verlag, Milano

Marini A, Caltagirone C, Carlomagno S, Nocentini U (2004a) The role played by the right hemisphere in the organization of complex textual structures. Brain Lang (submitted)

Marini A, Nocentini U (2002) Comunicazione verbale e emisfero destro. Springer Verlag, Milano

Marini A, Boewe A, Caltagirone C, Carlomagno S (2004b) Age-related differences in the production of textual descriptions. J Psycholing Res (submitted)

Mazzucchi A (1999) La riabilitazione Neuropsicologica. Masson, Milano

McDonald S (1993) Pragmatic Language Skills after Closed Head Injury: Ability to Meet the Informational Needs of the Listener. Brain Lang 44:28-46

McDonald S, Pearce S (1998) Requests that Overcome the Listener's Reluctance: Impairment Associated with Executive Dysfunction in Brain Injury. Brain Lang 61:88-104

McKoon G, Ratcliff R (1992) Inference during reading. Psychol Rev 99:440-466

McNamara P, Obler LK, Au R, e coll. (1992) Speech Monitoring Skills in Alzheimer's Disease, Parkinson's Disease and Normal Aging. Brain Lang 42:39-51

McNeil MR, Odel K, Tseng CH (1991) Toward the integration of resource allocation into a general theory of aphasia. Clin Aphasiol 20:21-39

Mentis M, Prutting CA (1987) Cohesion in the discourse of normal and head injured adults. J Speech Hear Res 30:88-98

Milroy L, Perkins L (1992) Repair strategies in aphasic discourse; towards a collaborative model. Clin Linguist Phonet 6:27-40

Minsky ML (1975) Frame-system theory. In: Schank RC, Nash-Webber BL (eds) Theoretical issues in natural language processing, Conferenza al MIT

Myers P, Linebaugh CW (1981) Comprehension of idiomatic expression by right-hemisphere-damaged adults. In: Brookshire RH (ed) Clinical Aphasiology Conference Proceedings. BRK Pbs, Minneapolis

Myers PS (1993) Narrative Expressive Deficits Associated with Right Hemisphere Damage. In: Brownell HH, Joanette Y (eds) Narrative Discourse in Neurologically Impaired and Normal Aging Adults. Singular Publishing Group, San Diego, CA

Nicholas LE, Brookshire RH (1986) Consistency of the effect of rate of speech on brain-damaged adults' comprehension of narrative discourse. J Speech Hear Res 29:462-470

Nicholas LE, Brookshire RH (1993) A system fo quantifying the informativeness and efficiency of the connected speech samples of adults with aphasia. J Speech Hear Res 36:338-350

Nicholas LE, Brookshire RH (1995) Comprehension of spoken narrative discourse by adults with aphasia, right-emisphere brain damage, or traumatic brain injury. Am J Speech-Lang Pathol 4:69-81

Nicholas M, Obler LK, Albert ML, Helm-Estabrooks N (1985) Empty speech in Alzheimer's disease and fluent aphasia. J Speech Hear Res 28:405-410

O'Flaherthy CA, Douglas JM (1997) Living with cognitive-comunicative difficulties following traumatic brain injury: using a model of interpersonal communication to characterize the subjective experience. Aphasiology 11:889-911

Orange JB, Van Gennep KM, Miller L, Johnson A (1998) Resolution of communication breakdown in dementia of the Alzheimer's type: A longitudinal study. J Appl Commun Res 26:120-138

Pasheck GV, Brookshire RH (1982) Effects of rate of speech and linguistic stress on auditory paragraph comprehension of aphasic individuals. J Speech Hear Res 25:377-383

Penn C (1984) Compensatory Strategies in Aphasia: Behavioural and Neurological Correlates. In: Grieve KM, Griesel D (eds) Neuropsycology. University of South Africa Press

Penn C (1988) The profiling of syntax and pragmatics in aphasia. Clin Linguist Phonet 2:179-207

Penn C, Cleary J (1988) Compensatory strategies in the language of closed head injured patients. Brain Inj 2:3-17

Pierce RS (1988) Influence of prior and subsequent context on comprehension in aphasia. Aphasiology 2:577-582

Pierce RS, Beekman LA (1985) Effects of Linguistic and Extralinguistic Context on Semantic and Syntactic Processing in Aphasia. J Speech Hear Res 28:250-254

Porch B (1969) Porch index of communicative ability. Consulting Psychologists Press, Palo Alto, CA

Prinz P (1980) A note on requesting strategies in adult aphasics. J Commun Disord 13:65-73

Prutting C, Kirchner D (1983) Applied Pragmatics. In: Gallagher T, Prutting C (eds) Pragmatic Assessment and Intervention Issues in Language. College-Hill Press, San Diego: pp 29-68

Prutting C, Kirchner D (1987) A clinical appraisal of the pragmatic aspects of language. J Speech Hear Disord 52:105-119

Ripich DN, Terrell BY (1988) Patterns of discourse cohesion and coherence in Alzheimer's disease. J Speech Hear Disord 53:8-15

Rochon E, Saffran EM, Berndt RS, Schwartz MF (2000) Quantitative analysis of aphasic sentence production: further development and new data. Brain Lang 72:193-218

Ross KB, Wertz RT (1999) Comparison of impairment and disability measures for assessing severity of, and improvement in aphasia. Aphasiology 13:113-124

Rumelhart DE (1980a) On evaluating story grammars. Cogn Sci 4:313-316

Rumelhart DE (1980b) Schemata: the building blocks of cognition. In: Spiro RJ, Bruce BC, Brewer WF (eds) Theoretical issues in reading comprehension. Erlbaum, Hillsdale, NJ

Sacks H, Schlegoff EA, Jefferson J (1974) A simple systematics for the organisation of turn-taking for conversation. Language 50:696-735

Saffran EM, Berndt RS, Schwartz MF (1989) The quantitative analysis of agrammatic production: Procedure and data. Brain Lang 37:440-479

Scalise S (1994) Morfologia. Il Mulino, Bologna

Schank RC, Abelson RP (1977) Scripts, plans, goals and understanding: An inquiry into human knowledge structures. Lawrence Erbaum, Hillsadale, NJ

Schienberg S, Holland A (1980) Conversational turn-taking in Wernickès aphasia. In: Brookshire RH (ed) Clinical Aphasiology. BRK Publishers, Minneapolis, MN

Schlegoff E, Jefferson J, Sacks H (1977) The preference of self-correction in the organisation of repairs in conversation. Language 53:361-382

Schneiderman E, Murasugi K, Saddy D (1992) Story arrangement ability in right-brain damaged patients. Brain Lang 43:107-120

Searle J (1969) Speech acts: An essay in the philosophy of language. Cambridge University Press, London

Searle J (1975) Indirect speech acts. In: Cole P, Morgan J (eds) Syntax and Semantics 3: speech acts. New York Academic Press, New York: pp 59-82

Shewan C M (1988) The Shewan Spontaneous Language Analysis (SSLA) system for aphasic adults: Description, Reliability and Validity. J Commun Disord 21:103-128

Singer M, Graesser AC, Trabasso T (1994) Minimal or global inference during reading. J Mem Lang 33:421-441

Sperber D, Wilson D (1986) Relevance. Communication and Cognition, Blackwell, Oxford

Stachowiak J, Huber W, Poeck K, Kerschensteiner M (1977) Text comprehension in aphasia. Brain Lang 4:177-195

Stein N, Glenn C (1979) An analysis of story comprehension in elementary school children. In: Freedle RO (eds) New directions in discourse processing. Ablex, Norwood, NJ

Stemmer B (1999) Discourse studies in neurologically impaired populations: a quest for action. Brain Lang 68:402-418

Thompson CK, Shapiro LP, Tait M, e coll. (1996) Training Wh-Question Production in Agrammatic Aphasia: Analysis of Argument and Adjunct Movement. Brain Lang 52:175-228

Thorndyke PW (1977) Cognitive structures in comprehension and memory of narrative discourse. Cogn Psychol 9:77-110

Trabasso T, Secco T, van den Broek PW (1984) Causal cohesion and story coherence. In: Mandl H, Stein NL, Trabasso T (eds) Learning and comprehension of text. Lawrence Erlbaum Associates. Hillsdal, NJ: pp 83-11

Ulatowska HK, Allard L, Reyes BA, e coll. (1992) Conversational discourse in aphasia. Aphasiology 6:325-331

Ulatowska HK, North AJ, Macaluso-Haynes S (1981) Production of narrative and procedural discourse in aphasia. Brain Lang 13:345-371

Ulatowska H, Freedman-Stern R, Doyel A, e coll. (1983) Production of narrative discourse in aphasia. Brain Lang 19:317-334

Van Dijk TA (1980) Macrostructures: An interdisciplinary study of global structures in discourse, interaction and cognition. Lawrence Erlbaum Associates, Hillsdale, NJ

Van Dijk TA, Kintsch W (1983) Strategies of discourse comprehension. Academic Press, New York

Zaidel E, Kasher A, Soroker N, Batori G (2002) Effects of Right and Left Hemisphere Damage on Performance of the "Right Hemisphere Communications Battery". Brain Lang 80:510-535

Wegner M, Brookshire R, Nicholas L (1984) Comprehension of main ideas and details in coherent and noncoherent discourse by aphasic and nonaphasic listeners. Brain Lang 21:37-51

Wilcox MJ, Davis GA, Leonard LB (1978) Aphasics' comprehension of contextually conveyed meaning. Brain Lang 6:362-377

Winner E, Gardner H (1977) Comprehension of metaphor in brain damaged patients. Brain 100: 717-729

Yorkston K, Beukelman D (1980) An analysis of connected speech samples of aphasic and normal speakers. J Speech Hear Disord 45:27-36

Zaidel E, Kasher A, Soroker N, Batori G (2002) Effects of Right and Left Hemisphere Damage on Performance of the Right Hemisphere Communication Battery. Brain Lang 80:510-535

Printed in the United States
By Bookmasters